腎代替療法選択ガイド2020

編集
日本腎臓学会
日本透析医学会
日本腹膜透析医学会
日本臨床腎移植学会
日本小児腎臓病学会

ライフサイエンス出版

腎代替療法選択ガイド 2020 発刊にあたって

わが国では毎年約4万人の患者さんが、腎不全のために、血液透析、腹膜透析、腎移植いずれかの治療法を新たに必要としています。幸い、血液透析、腹膜透析、腎移植、すべての分野で日本は世界のトップレベルにあり、いずれの治療法も安心して受けることができます。

その後の長い治療生活を考えるとどの方法を選択すればよいのか、当然、患者さんは容易に決断できません。患者さんがどのような生活を希望するのか、正確に理解していただく必要があります。

三つの治療法にはそれぞれ長所と課題があります。いずれかが優先するものでも、相反するものでもなく、相互に補完的なものです。生活環境変化によって、一つの治療法から別の治療法へ移っていくこともまれではありません。もっとも大切なことは、各々の治療法の優れた点と、不足点をよく理解、納得していただき、いずれかを選択いただくことです。患者さんの価値観、生活・社会的環境、ライフスタイル、ライフステージに応じて最適の治療法を選択することが重要です。そのためには、三つの治療方法の特徴が正しく適切に患者さんとご家族に説明され、十分な理解と納得のもとで、最適な治療法が選択される必要があります。

わが国では大多数の患者さんが血液透析を選択されていますが、欧米諸国ではこの状況は異なっています。わが国のさまざまな状況がこの選択に影響していると思われます。腎不全治療の専門医が日本全国に均等にいるわけではありません。本書は、患者さんが日本全国のどこにいても、偏りのない適切な治療法選択を行ううえで、役立ってくれるはずです。

本書は日本腎臓学会、日本透析医学会、日本腹膜透析医学会、日本臨床腎移植学会、日本小児腎臓病学会のこの分野の精鋭が集まり、豊富な経験と英知を結集して編纂されました。わが国のこの分野の総力が結集されて作成されました。5学会の共同作業として本書が作成されたことも意義深いことです。猪阪善隆委員長、委員各位の献身的なご努力に敬意を表したく存じます。

本書は、医師のみならず、看護師、ソーシャルワーカーなど多くの医療関係者の座右において使われることを期待しております。高度な内容でありながら、きわめてわかりやすく執筆されています。この冊子が有効に活用され、最適な治療法が選択されることを期待しています。

患者さんが終生、ご自身の希望する生活が送ることでき、幸福な人生が実現できることが、われわれの願いです。

令和2年4月

一般社団法人 日本腎臓学会 理事長

柏原　直樹

腎臓の働きと、腎代替療法を理解するために

　腎臓は身体の中央、背部に二つある重要な臓器です。「肝腎要（かんじんかなめ）」と言うように、腎臓は身体にとって大変重要な臓器です。では腎臓は身体にとって何をしているのでしょうか？

　腎臓は24時間働いて尿（お小水）を作っています。その役割は大きく分けて三つあります。一つは身体にとって不要となった老廃物を体外に排泄するために、尿を生成する働き。そのおかげで、過剰な塩分や尿素、酸など（尿毒素と言います）がお小水として体外に排泄されます。過剰な水分も尿として排泄されます。二つめは身体の恒常性を維持する働き。そのおかげで、身体の中は常に弱アルカリ性に保たれ、またNa（ナトリウム）やK（カリウム）の濃度、血漿浸透圧は一定に保たれます。体内環境を整える重要な役割を担っています。三つめはホルモン産生臓器としての役割、造血ホルモンであるエリスロポエチンを作り、ビタミンDの活性化を行います。そのために腎臓が悪くなると貧血になり、身体のCa（カルシウム）が不足して筋肉が痙攣を起こす原因となります。

　これらの機能が低下した状態を腎不全と言いますが、腎臓の機能が低下するとどのような状況になるのかは理解できると思います。体内には不要な尿毒素がたまり、体内環境が悪化して血液が酸性に傾き、過剰な塩分や水分が蓄積して浮腫（むくみ）や高血圧などの原因となります。この状態がひどくなると食欲が低下し、ときには肺にも水がたまって呼吸ができなくなります。

　このような腎不全の状態が悪化した場合には、生命をも脅かす危険性があります。その場合に行う治療法には「血液透析」、「腹膜透析」などの透析療法、その他に他人から腎臓を一つもらう「腎移植」があります。これらの治療方法が腎代替療法です。「腎移植」では、これらの三つの機能を補填することが可能です。一方透析療法では、先に示した一つめの「尿の生成」、二つめの「体内環境の維持」を行うことで体調を改善します。三つめのホルモンの不足には薬剤の補充で治療することができます。どの腎代替療法を選択するかは、患者さん自身がこれらの治療方法を十分に理解すること、そして自分にあった治療法を選択することが重要になります。

　この『腎代替療法選択ガイド2020』は、腎臓の働き、尿毒症になったときに行う代替療法としての「血液透析」、「腹膜透析」、さらに「腎移植」を理解するための指南書として、最新の情報を取り入れ、新たに編集されました。多くの患者さんが疑問に思うことを詳細に、かつわかりやすく書かれています。項目別に書かれており、調べることも簡単にできます。ぜひともゆっくり読んでください。この書物がみなさんの治療法選択の一助となり、療法選択の強力な指南書となることを期待しています。

　令和2年4月

一般社団法人 日本透析医学会 理事長

中元　秀友

腎不全患者さんがご自分に適した治療法を受けられますように

　腎臓の働きが低下し，自分の腎臓で健康状態を維持できなくなった場合には、血液透析、腹膜透析、腎移植のいずれかを選択する必要があります。これらの治療法にはそれぞれ長所・短所がありますが、日本の透析や腎移植の治療成績はいずれも世界のトップレベルにあります。不幸にして慢性腎不全となられた場合にも、自分の生活環境、ライフスタイルに最も適した治療法を選択することにより、より快適な生活を送っていただきたいと思います。

　『腎代替療法選択ガイド2020』は血液透析、腹膜透析、腎移植が必要となった患者さんに対し、各治療法についての正しい情報提供を行う目的で、腎不全に関連する日本腎臓学会、日本透析医学会、日本腹膜透析医学会、日本臨床腎移植学会、日本小児腎臓病学会の5学会が共同で作成いたしました。日本腎臓学会は腎臓病の予防や治療、日本透析医学会は透析療法全般、日本腹膜透析医学会は腹膜透析、日本臨床腎移植学会は腎移植、日本小児腎臓病学会は小児の腎疾患の診療に関与する医療関係者がそれぞれ組織している学会です。このことは、不幸にして腎不全となられた患者さんを各学会の専門家が専門分野を超え、力を合わせて腎不全の治療を行うことを意味します。この『腎代替療法選択ガイド2020』の各項目は、それぞれの学会の専門家により三つの治療法の概要や特徴をはじめ、各治療法の長所・短所・合併症などについてまとめられています。このガイドにより各治療法をご理解いただき、自分に適した治療法を選択することにより、健康な方に近い日常生活を送ることも不可能ではありません。

　このガイドが腎不全患者さんの治療法の選択に役立ち、より快適な生活につながることを願ってやみません。

令和2年4月

特定非営利活動法人 日本腹膜透析医学会 理事長

水口　潤

腎代替療法選択ガイド 2020 の刊行にあたって

　腎移植は、日本でも世界でも最も早く臨床応用された移植医療であり、その実施数も最多となっています。各施設の努力で日本の腎移植数は年々増加し、2019 年の 1 年間では 2,000 件以上となりました。日本の腎移植の成績は世界でトップであり、現在の生体腎移植の 10 年生着率は 90 ％を達成しています。また、血液型の異なるドナー、レシピエント間の生体腎移植も日常的に行われており、その成績も血液型適合間の腎移植と同等となっています。さらに、透析導入前に腎移植を行う Preemptive Kidney Transplantation（PEKT）も年々増加しています。しかし、日本では約 90 ％が生体腎移植であり、脳死・心停止ドナー数はきわめて少なく、献腎移植は 200 件程度です。われわれの学会としても、献腎移植数の増加すなわち脳死・心停止ドナー数の増加対策を第一の目標として取り組んでおります。

　末期腎不全の治療法としては血液透析、腹膜透析、腎移植がありますが、すべての治療法は世界でもトップレベルの成績です。しかし、どのような方が腎移植を受けられるのか、どの治療法を選択したらよいのかを迷うことも多いかと思います。腎不全となった原疾患のみでなく、年齢やライフスタイルにより選択して行くべきものと考えます。

　本ガイドは、末期腎不全での治療選択について、各方面の専門家より平易に解説されたものであり、患者さんにとって文字どおりガイドとなることを確信しております。

　令和 2 年 4 月

一般社団法人 日本臨床腎移植学会 理事長

剣持　敬

『腎代替療法選択ガイド 2020』への大いなる期待

　『腎代替療法選択ガイド』が上梓されましたこと、小児腎臓病を専門とする小児科医の一人として、大変嬉しく、また心強く感じております。

　本ガイドの特徴の一つは、日本腎臓学会、日本透析医学会、日本腹膜透析医学会、日本臨床腎移植学会、日本小児腎臓病学会からなる5学会がそれぞれの力を結集して共同作成された点ではないかと思います。2007年から患者さん向けのパンフレットとして使われている「腎不全 治療選択とその実際」の作成には、日本腹膜透析医学会と日本小児腎臓病学会は関わっておりませんでしたが、日本腎臓学会の柏原直樹理事長の見識あるご判断のもと、本ガイドは、医療スタッフを対象として、腹膜透析と小児腎不全診療の専門医も参画して作成されております。

　本ガイドの素晴らしい点は、1)赤ちゃんからご高齢の方まですべての年齢の患者さんがカバーされていること、2)血液透析、腹膜透析、腎移植の三つの腎代替療法に関する疑問・懸念される事項が患者さん目線で網羅されていること、3)これらの疑問・懸念事項に対して、簡潔・明瞭・丁寧に大変わかりやすく回答されていることだと思います。

　腎代替療法の選択と導入は、患者さんとご家族にとって、不安が大きく、またとても辛い時期です。しかし、医療スタッフと患者さん・ご家族がよく相談しながら、患者さんにとって最適の腎代替療法を理解・納得して選択していくプロセスのなかで、本ガイドは大いに役立つものと確信しております。

　最後に、本ガイドの作成にご尽力いただいた作成委員の先生方や事務局の方々、本ガイドの査読等でご支援・ご指導いただいた関係学会の先生方に心より敬意を表し、また深く感謝申し上げます。

　令和2年4月

一般社団法人 日本小児腎臓病学会 理事長

服部　元史

序文

　21世紀の医療に求められている中心概念は、①患者さん中心の医療であり、患者さんにとって価値のあるアウトカムとすること、②患者さん自身が医療チームの一員として、自ら疾病や治療を理解し、主体性をもって医療に参加すること、③治療法の決定にあたって、医療情報の提供だけでなく、患者さんの価値観、不安、疑問も引き出し、協働で最善の選択を探るシェアードデシジョンメーキング（SDM：共同意思決定）です。このことは、腎代替療法選択においても例外ではありません。しかし、患者さんにとって重要な情報、患者さんが聞きたい情報は何かを聞き出し、わかりやすく伝えることは容易ではありません。

　たとえば、旅行が趣味の患者さんがいます。ペットを可愛がっている患者さんもいます。このような患者さんは腎代替療法を選択した後も、これらの趣味やペットの飼育を続けたいと思っていることでしょう。腎代替療法の必要性を主治医から告げられ、悲嘆に暮れている患者さんから「血液透析をしながら、海外旅行に行けますか？」あるいは「腹膜透析をしながら、室内でペットを飼えますか？」という質問を引き出し、その質問に答えるために、このガイドは作成されました。腎代替療法説明の際に、医療者が患者さんあるいはその家族と一緒に話し合いながら、患者さんにとって最も相応しい治療を選択するための助けとなることが、われわれにとって最大の喜びです。これから腎代替療法を行われる医療従事者の方には、ぜひこの『腎代替療法選択ガイド2020』を手元において、個々の患者さんの価値観に応じた両方向性の柔軟な対話をしていただきたいと考えています。

令和2年4月

大阪大学大学院 腎臓内科学

猪阪　善隆

目　次

第1章　腎代替療法の選択

第2章　血液透析の選択

第3章 腹膜透析の選択

第4章　腎移植の選択

腎代替療法選択ガイド 2020
執筆者一覧

委員長

猪阪　善隆	大阪大学大学院医学系研究科腎臓内科学	日本腎臓学会
酒井　　謙	東邦大学医学部腎臓学講座	日本透析医学会
伊藤　恭彦	愛知医科大学腎臓・リウマチ膠原病内科	日本腹膜透析医学会
西　　慎一	神戸大学大学院腎臓内科	日本臨床腎移植学会
服部　元史	東京女子医科大学腎臓小児科	日本小児腎臓病学会

委　員

小松　康宏	群馬大学大学院医学系研究科医療の質・安全学講座	日本腎臓学会
柴垣　有吾	聖マリアンナ医科大学	日本腎臓学会
竜崎　崇和	東京都済生会中央病院腎臓内科	日本透析医学会
土谷　　健	東京女子医科大学血液浄化療法科	日本透析医学会
森　　建文	東北医科薬科大学	日本腹膜透析医学会
杉山　　斉	岡山大学大学院医歯薬学総合研究科血液浄化療法人材育成システム開発学	日本腹膜透析医学会
中山　昌明	聖路加国際病院腎センター・腎臓内科	日本腹膜透析医学会
八木澤　隆	自治医科大学腎泌尿器外科学講座	日本臨床腎移植学会
祖父江　理	香川大学医学部循環器・腎臓・脳卒中内科	日本臨床腎移植学会
芦田　　明	大阪医科大学小児科	日本小児腎臓病学会

協力委員

小波津香織	聖マリアンナ医科大学	日本腎臓学会
矢尾　　淳	関東労災病院腎臓内科	日本腎臓学会
桑島　規夫	聖マリアンナ医科大学病院メディカルサポートセンター	日本腎臓学会(外部委員)
石田　真理	東海大学医学部付属八王子病院腎内分泌代謝内科	日本腎臓学会(外部委員)
吉田　　理	慶應義塾大学医学部血液浄化・透析センター	日本透析医学会
小川　智也	埼玉医科大学総合医療センター腎・高血圧内科、血液浄化センター	日本透析医学会
大橋　　靖	東邦大学医療センター佐倉病院腎臓学講座	日本透析医学会
清水　泰輔	埼玉医科大学総合医療センター腎・高血圧内科	日本透析医学会
岩下　山連	埼玉医科大学総合医療センター腎・高血圧内科	日本透析医学会
小暮　裕太	埼玉医科大学総合医療センター	日本透析医学会
黒澤　　明	埼玉医科大学総合医療センター	日本透析医学会
濱田千江子	順天堂大学保健看護学部	日本腹膜透析医学会
櫻田　　勉	聖マリアンナ医科大学	日本腹膜透析医学会
伊東　　稔	矢吹病院	日本腹膜透析医学会
鷲田　直輝	国際医療福祉大学医学部腎臓内科学講座	日本腹膜透析医学会
横井　秀基	京都大学大学院医学研究科腎臓内科学	日本腹膜透析医学会
長沼　俊秀	大阪市立大学大学院医学研究科泌尿器病態学	日本臨床腎移植学会
谷澤　雅彦	聖マリアンナ医科大学	日本臨床腎移植学会
武田　朝美	名古屋第二赤十字病院	日本臨床腎移植学会
齋藤　和英	新潟大学大学院腎泌尿器病態学分野	日本臨床腎移植学会
内田　潤次	大阪市立大学大学院医学研究科泌尿器病態学	日本臨床腎移植学会
岩井　友明	大阪市立大学大学院医学研究科泌尿器病態学	日本臨床腎移植学会
新里　高広	自治医科大学附属病院腎臓外科	日本臨床腎移植学会
中倉　兵庫	有澤総合病院	日本小児腎臓病学会
幡谷　浩史	東京都立小児総合医療センター総合診療科	日本小児腎臓病学会
濱田　　陸	東京都立小児総合医療センター腎臓内科	日本小児腎臓病学会
三浦健一郎	東京女子医科大学腎臓小児科	日本小児腎臓病学会

外部評価委員

本間　　崇	日本臨床工学技士会　理事長	
内田　明子	日本腎不全看護学会　前理事長　(聖隷横浜病院)	

利益相反（COI）開示（2017～2019年）

氏名	所属	有・無	1.企業の役員・顧問報酬	2.株式保有・利益	3.特許使用料	4.日当・講演料	5.原稿料	6.研究費	7.奨学寄付金	8.寄付講座	9.その他報酬（旅行・贈答品など研究と無関係のもの）
委員長											
猪阪善隆	大阪大学大学院医学系研究科腎臓内科学	有				大塚製薬、中外製薬、キッセイ薬品、田辺三菱製薬、アステラス製薬、協和キリン、第一三共、帝人ファーマ					
酒井 謙	東邦大学医学部腎臓学講座	有	ジェイエムエス								
伊藤恭彦	愛知医科大学腎臓・リウマチ膠原病内科	有				バクスター			中外製薬、協和キリン、田辺三菱製薬、帝人ファーマ	バクスター	
西 慎一	神戸大学大学院腎臓内科	有				アステラス製薬、ノバルティスファーマ、中外製薬			中外製薬		
服部元史	東京女子医科大学腎臓小児科	無									
委員											
小松康宏	群馬大学大学院医学系研究科医療の質・安全学講座	有				バクスター					
柴垣有吾	聖マリアンナ医科大学	有				協和キリン、アレクシオンファーマ、大塚製薬、帝人ファーマ			小野薬品工業、アステラス製薬、協和発酵キリン、武田薬品工業、帝人ファーマ、バイエル薬品		
竜崎崇和	東京都済生会中央病院腎臓内科	無									
土谷 健	東京女子医科大学血液浄化療法科	有				バイエル薬品、中外製薬、協和キリン			バイエル薬品、中外製薬、協和キリン		
森 建文	東北医科薬科大学	有				テルモ、バクスター				テルモ、ジェイエムエス	
杉山 斉	岡山大学大学院医歯薬学総合研究科血液浄化療法人材育成システム開発学	無									
中山昌明	聖路加国際病院腎センター・腎臓内科	有				バクスター、鳥居薬品				日本トリム	
八木澤隆	自治医科大学腎泌尿器外科学講座	無									
祖父江理	香川大学医学部循環器・腎臓・脳卒中内科	有							ノバルティスファーマ、アステラス製薬、大塚製薬、田辺三菱製薬、ベーリンガーインゲルハイム製薬、MSD、サノフィ		
芦田 明	大阪医科大学小児科	有						アレクシオンファーマ			協和キリン
協力委員											
小波津香織	聖マリアンナ医科大学	無									
矢尾 淳	関東労災病院 腎臓内科	無									
桑島規夫	聖マリアンナ医科大学病院メディカルサポートセンター	無									
石田真理	東海大学医学部付属八王子病院腎内分泌代謝内科	有				バクスター					
吉田 理	慶應義塾大学医学部血液浄化・透析センター	無									
小川智也	埼玉医科大学総合医療センター腎・高血圧内科、血液浄化センター	無									
大橋 靖	東邦大学医療センター佐倉病院腎臓学講座	無									
清水泰輔	埼玉医科大学総合医療センター腎・高血圧内科	無									
岩下山連	埼玉医科大学総合医療センター腎・高血圧内科	無									
小暮裕太	埼玉医科大学総合医療センター	無									
黒澤 明	埼玉医科大学総合医療センター	無									
濱田千江子	順天堂大学保健看護学部	無									
櫻田 勉	聖マリアンナ医科大学	有							バクスター		
伊東 稔	矢吹病院	有				バクスター					
鷲田直輝	国際医療福祉大学医学部腎臓内科学講座	有				バクスター				バクスター寄付講座非常勤特任研究員	
横井秀基	京都大学大学院医学研究科腎臓内科学	有							バクスター		
長沼俊秀	大阪市立大学大学院医学研究科泌尿器病態学	無									
谷澤雅彦	聖マリアンナ医科大学	無									
武田朝美	名古屋第二赤十字病院	無									
齋藤和英	新潟大学大学院腎泌尿器病態学分野	有				全薬工業、ノバルティスファーマ、アステラス製薬、中外製薬、ロシュダイアグノスティクス		ロシュダイアグノスティクス、ノバルティスファーマ、中外製薬			
内田潤次	大阪市立大学大学院医学研究科泌尿器病態学	無									
岩井友明	大阪市立大学大学院医学研究科泌尿器病態学	無									
新里高広	自治医科大学附属病院腎臓外科	無									
中倉兵庫	有澤総合病院	無									
幡谷浩史	東京都立小児総合医療センター総合診療科	無									
濱田 陸	東京都立小児総合医療センター腎臓内科	無									
三浦健一郎	東京女子医科大学腎臓小児科	無									
外部評価委員											
本間 崇	日本臨床工学技士会 理事長	無									
内田明子	日本腎不全看護学会 前理事長	有				中外製薬					

略語一覧

ADL	activities of daily living	日常生活動作
APD	automated peritoneal dialysis	自動腹膜透析
ARB	angiotensin II receptor blocker	アンジオテンシⅡ受容体拮抗薬
CAPD	continuous ambulatory peritoneal dialysis	持続的携帯型腹膜透析
CCPD	continuous cyclic peritoneal dialysis	連続周期的腹膜透析
CDCXM	complement-dependent cytotoxic crossmatch	補体依存性細胞傷害クロスマッチ
CKD	chronic kidney disease	慢性腎臓病
CKD-MBD	chronic kidney disease-mineral and bone disorder	慢性腎臓病に伴う骨ミネラル代謝異常
CKM	conservative kidney management	保存的腎臓療法
CMV	cytomegalovirus	サイトメガロウイルス
DDD	dense deposit disease	
DPT	diphtheria-pertussis-tetanus	ジフテリア・百日咳・破傷風
DSA	donor specific antibodies	ドナー特異的抗体
DW	dry weight	ドライウエイト
eGFR	estimated glomerular filtration rate	推算糸球体濾過量
EBV	Epstein-Barr virus	エプスタイン・バール・ウイルス
FCXM	flow cytometry crossmatch	フローサイトクロスマッチ
FSGS	focal segmental glomerulosclerosis	巣状分節性糸球体硬化症
HEV	hepatitis E virus	E型肝炎ウイルス
HLA	human leukocyte antigen	ヒト白血球型抗原
HUS	hemolytic uremic syndrome	溶血性尿毒症症候群
IGRA	interferon-gamma release assay	インターフェロンγ遊離試験
MPGN	membranoproliferative glomerulonephritis	免疫複合体性膜性増殖性腎炎
MR	measles-rubella	麻疹・風疹
NPD	nightly peritoneal dialysis	夜間腹膜透析
PEKT	preemptive kidney transplantation	先行的腎移植
PET	peritoneal equilibration test	腹膜平衡試験
PRA	panel reactive antibody	
SDM	shared decision making	シェアードデシジョンメイキング（共同意思決定）
SMAP	Stepwise initiation of PD using Moncrief And Popovich technique	段階的腹膜透析導入法
SPIED	Short-term Peritoneal dialysis Induction and Education technique	
TMP	transmembrane pressure	膜間圧較差
TPD	tidal peritoneal dialysis	タイダル腹膜透析
TTP	thrombotic thrombocytopenic purpura	血栓性血小板減少性紫斑病
QOL	quality of life	生活の質

第**1**章

腎代替療法の選択

A 腎臓は、私たちが生きていくうえで、身体の中の水分量やミネラルの調整、身体にとって不要な老廃物の排泄など、非常に重要な機能を持っています。ある程度の腎臓の機能低下であれば、薬剤などでそれらの機能を補えますが、高度に腎臓の機能が低下すると補うことができなくなります。そのため、腎臓の機能をサポートするような透析治療や、他の方からいただいた腎臓を移植するような治療（透析と腎移植をあわせて腎代替療法と言います）が必要となります。

解説

腎臓は私たちが生きていくうえで、非常に重要な機能を持っています（表1-1）。

腎臓の最も重要な働きの一つが、余分な塩分や水分の排泄です。私たちは、自分たちが摂取した水分量や塩分をあまり意識していませんが、腎臓はそれらをきちんと感知して、適切な量を排泄しています。しかし、腎臓の機能が低下すると、塩分や水分が身体にたまります。その症状の一つが「むくみ」です。靴下の跡が残ったり、靴や指輪がきつくなったりすることで気付きます。このような症状に対して、塩分を控えたり、利尿薬などを用いたりして治療します。しかし、腎臓の機能が高度に低下すると、薬物だけでは十分治療できず、心臓や肺に水がたまり（それぞれ心不全や肺水腫と言います）、息切れがしたり、寝るときに呼吸が苦しくなり、座った姿勢のほうがかえって呼吸が楽になったり（起坐呼吸と言います）します。また、血圧が非常に高くなることもあります。このような症状が出現したときは、腎代替療法が必要となるサインです。

腎臓は、身体のミネラル（ナトリウムやカリウムなど）を正常に保つとともに、余分な酸を排泄して血液を弱アルカリ性に保つ働きをしています。身体のミネラルはさまざまな働きを調整するのに重要です。特にカリウムは心臓の動きを調整するのに重要

で、カリウムが低くなったり、高くなったりすると、不整脈が起こりやすくなります。腎臓の機能が低下するとカリウムの排泄も減少し、血中のカリウムが高くなります。腎機能の低下した患者さんがカリウムを多く含む生野菜や果物などをたくさん摂取したときなどカリウムが非常に高くなり、不整脈により心臓が止まることもあります。

腎臓は、塩分や水分だけでなく、老廃物を尿として体外に排泄しています。腎臓の機能が低下するとこれらの老廃物が血液中にたまります。老廃物がたまっても、少しであれば症状はありませんが、次第に皮膚のかゆみなどの症状が出てきます。老廃物がたくさんたまると（尿毒症と言います）、吐き気や食欲不振、倦怠感などが生じるようになります。クレアチニンや尿素窒素（BUN）も老廃物の一つであり、腎臓の機能が低下すると、これらの値が高くなります。クレアチニンから計算で求める推算糸球体濾過量（eGFR）をもとに、腎臓の機能を判断します。症状の有無や選択する腎代替療法によっても異なりますが、eGFR 10 mL/min/1.73m² が腎代替療法の必要となる目安です。ただし、数値だけで判断するのではなく、eGFRが 15 mL/min/1.73m² 未満となり、腎不全症状（表1-2）を参考に、腎代替療法を開始するようにします。

表1-1 腎臓の働き

体液量の調節・老廃物の排泄（透析である程度補える）
●身体の水分の量を一定に保つ
●老廃物（尿素窒素など）を尿の中に排泄する
●身体でできた酸を尿の中に排泄する（体を弱アルカリ性に保つ）
●ミネラル（ナトリウム・カリウムなど）の調節をする
ホルモンの調整（透析で補うことが難しい）
●造血ホルモン（エリスロポエチン）をつくる
●骨を丈夫にするビタミンDを活性化する
●血圧の調節をする（レニン-アンジオテンシン系）

表1-2 腎不全の症状

体液貯留	浮腫、胸水、腹水、心外膜液貯留、肺水腫
体液異常	高度の低ナトリウム血症、高カリウム血症、低カルシウム血症、高リン血症、代謝性アシドーシス
消化器症状	食欲不振、悪心・嘔吐、下痢
循環器症状	心不全、不整脈
神経症状	中枢神経障害：意識障害、不随意運動、睡眠障害 末梢神経障害：かゆみ、しびれ
血液異常	高度の腎性貧血、出血傾向
視力異常	視力低下、網膜出血症状、網膜剥離症状

（文献1より引用）

小児の場合

　小児も**表1-2**の腎不全症状が出現すれば腎代替療法を開始しますが、小児特有の腎不全症状として、**表1-2**の諸症状のほかに、**成長障害**が加わります。ヒト成長ホルモン治療を含めたきめ細かな保存的治療を行っても成長障害（健常児と比べて背が伸びない）が認められる場合は、腎代替療法を開始します。

　一方、保存的治療で**表1-2**の症状（成長障害も加わる）が目立たなくても、目安として、eGFRが持続的に 10 mL/min/$1.73m^2$ 未満に低下したら、**腎代替療法の開始を考慮する**のが安全と思われます。その理由は、eGFRが持続的に 10 mL/min/$1.73m^2$ 未満に低下した状態で、急性上気道炎や胃腸炎に罹患すると、緊急透析導入を余儀なくされる場合が少なからずあること、そして小児の緊急透析導入は成人と比べて、技術的にも、医療安全面でも難しいことがあげられます。

Q2 腎代替療法を行わないと、どうなりますか？

A　腎代替療法が必要な時期になっても、腎代替療法を行わないと、水分や塩分、老廃物などが排泄できなくなるため、肺に水がたまって呼吸が苦しくなったり、血液中に老廃物がたまって、倦怠感や食欲低下が出現し、吐き気が強くなったり、意識障害をきたしたりします。やがて心臓に強い負担がかかるため、心不全の症状が強くなり、生命の危機にさらされます。

解説

　前項で説明したように、私たちが生きていくうえで、腎臓は非常に重要な機能を持っています。特に、水分や塩分を排泄する機能が低下することにより、身体の水分量が非常に多くなります。手足がむくむだけでなく、**生命の維持に重要な肺に水がたまるようになります（表1-3）。肺に水がたまると、肺**での酸素の交換ができなり、息苦しくなります。腎臓の機能が低下すると、水分や塩分を排泄するために心臓の負担が大きくなります。このように**心臓に負担がかかった状態が持続すると、徐々に心臓の機能も低下**し、心不全を起こしやすくなり、心不全によっても肺に水がたまりやすくなります。

表1-3　腎不全に伴う症状

腎臓の機能	腎不全のときに起こる異常の例
水分・塩分の排泄	浮腫（むくみ）、高血圧、肺水腫（肺に水がたまる）
酸・電解質の排泄	アシドーシス（体に酸がたまる）、高カリウム血症、高リン血症
老廃物の排出	尿毒症（気分不快・食欲低下・嘔吐・意識障害）
造血ホルモンの産生	貧血
ビタミンD活性化	低カルシウム血症、骨の量・質の低下

（文献2より改変引用）

このような状態になっても腎代替療法をしないでいると、腎機能低下に伴う症状や合併症はさらにひどくなり、心不全や呼吸状態、意識レベルが悪化します。また、不整脈などにより突然死を招くこともあります。

末期腎不全に対する腎代替療法は、患者さんの生活および生命の質を向上させ、維持させることを目的としています。しかし、**重篤な心不全や末期がんの併発、高度の認知症の合併など、腎代替療法の開始または継続を見合わせざるをえない場合もあります**。もちろん、腎代替療法自体は終末医療ではありませんが、このような疾患を持つ患者さんが末期腎不全に陥った場合などに、「人生の最終段階の医療」として、**腎代替療法を選択せず、保存的腎臓療法（CKM）を考慮する場合もあります**（文献3）。この場合、患者さん本人だけでなく、家族や医療ケアチームが一緒に、アドバンス・ケア・プランニングを考える必要があります。たとえ、**腎代替療法を導入しない場合も、ただ放置するのではなく、きちんとした保存的腎臓療法を継続する**必要があります。保存的腎臓療法は、腎不全に伴う合併症の対処を行うとともに、かゆみや嘔吐などの症状を軽減する治療も行います。薬物治療だけではなく、生活習慣や環境の改善、補助療法なども行う必要があります。

Q3 腎代替療法にはどのようなものがありますか？

A 腎代替療法には、腎臓の機能のうち、体液量やミネラルの調節・老廃物の排泄を補うことができる透析療法と、腎臓のほぼすべての機能を補うことができる腎移植があります。透析療法には、血液透析と腹膜透析があります。

解説

腎不全が進行すると、身体の中の水分量や電解質を調整できなくなります。また、本来尿として排泄する老廃物が身体の中にたまってきます。身体の中にたまってきた、余分な水分や老廃物を除去したり、乱れたミネラルを調整したりするのが透析です。他の方から提供を受けた腎臓を移植（腎移植）することにより、腎臓のほぼすべての機能を補うことができます。

透析には、血液透析（2章参照）と腹膜透析（3章参照）があります（図1-1）。**血液透析**は、腕に作製したシャント血管（動脈と静脈をつなぎあわせて、血液が多く流れるようにした血管）や静脈に入れたカテーテルなどから、ポンプを使って血液を身体の外に出し、**ダイアライザーという装置の中に血液を通すことにより、血液中の老廃物や水分・ミネラルを調整**する方法です。

腹膜透析はダイアライザーの代わりに**自分の身体の一部である腹膜を利用して血液中の老廃物や水分・ミネラルを調整**する方法です。腹膜で囲まれた**腹腔に埋め込んだカテーテル（チューブ）を通して、**

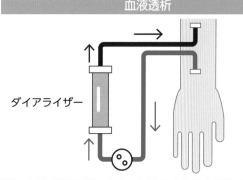

週に3回病院で行います。1回2本の針を刺して、約4時間ベッド上で安静にします。自宅で自分で透析する「在宅血液透析」もあります。

図1-1　血液透析と腹膜透析

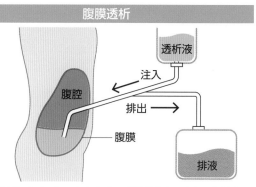

お腹に留置したカテーテルから、透析液を1日に数回出し入れします。1回の出し入れ時間は30分程度で、自分で行います。

透析液を注入したり、排出したりすることにより血液中の老廃物や水分・ミネラルを調整します。

腎移植（4章参照）には、健康な親族（配偶者を含む）の方の二つの腎臓のうち、一つの腎臓の提供を受ける「生体腎移植」と、脳死や心臓死になられた方から腎臓の提供を受ける「献腎移植」があります。腎

移植を受けたあとは、免疫抑制薬などを服用する必要はありますが、腎臓のほぼすべての機能が補われ、腎臓の機能は正常に近くなりますので、腎代替療法としては、唯一の根本的な治療法であり、生活の質（QOL）は透析に比べると優れています。

Q4 小児はどのような腎代替療法が選択されていますか？年齢、体格によって受けられる治療法が変わりますか？

A 小児でも、すべての種類の腎代替療法（血液透析・腹膜透析・腎移植）が治療上必要であり、またそれらの実施は可能です。ただし、年齢・体格によって、安全かつ負担なく継続的に実施できる腎代替療法は決まってきます。さらに腎外合併症の有無、家族の事情、本人の希望などを十分に勘案して、腎代替療法を選択することが大切です。

解説

小児における腎代替療法の選択

小児は、**年齢・体格によって選択できる腎代替療法が変わります**。

日本小児腎臓病学会による調査によれば、5歳未満の症例では、87%の症例で腹膜透析が選択されていました。血液透析は、年齢が高くなるに従い選択される割合が増え、15歳以上の年齢群では31%の症例で選択されていました。注目すべきは、近年の腎移植成績の向上により、5歳以上であればどの年齢群でも約30%の症例で先行的腎移植が実施されています（図1-2）。いずれの腎代替療法を選択する場合も、学校等との連携は重要となります。令和2年度の診療報酬改定により、学校等への障害者の診療情報提供が算定できるようになりました。

① 腹膜透析

小児は、表1-4のような理由で、**血液透析に比べて腹膜透析が選択**されます。ただし、介護者の負担が大きいため、介護者へのサポートが大切です。

② 血液透析

腹膜透析を選択できない場合や難治性腹膜炎などで腹膜透析の継続が困難な場合には、血液透析を実施せざるをえません。その場合、**バスキュラーアクセスが重要な検討事項**となります。透析が短期間（目安として3～4週以内）であれば、短期留置型バスキュラーカテーテルを使用します（図1-3a）。一方、長期間の血液透析が必要な場合は、長期留置型カフ型バスキュラーカテーテル（図1-3b）を使用します。ただし、カテーテルを使用した血液透析を実

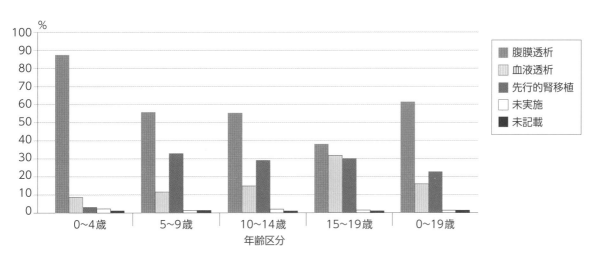

図1-2 小児の初回腎代替療法の選択状況
(Hattori M, et al. Clin Exp Nephrol 2015;19:933-938 より改変引用)

施する場合には、将来の内シャント作製や腎移植を考慮して、鎖骨下静脈や大腿静脈へのカテーテル挿入は可能なかぎり避け、頸静脈を第一選択とします。体格の目安として体重20 kg以上で、四肢拘縮や骨格変形がない場合には、内シャントの作製を考慮します。なお、無理な内シャント作製で血管を潰すことがないように注意が必要です。

③ 腎移植

　小児の場合には、身体および精神運動発達の面から、**腎代替療法としては透析療法より腎移植が望ましいと考えられています**。日本では、透析導入となった小児の約50％は透析導入後5年以内に腎移植を受けており、そのうち90％は生体腎移植（ドナーの多くは父母）、残りの10％は献腎移植です。献腎移植の場合、**20歳未満の小児・未成年例は優先ポイントが加点される**ため、献腎移植待機期間（成人は15年、小児・未成年は3年前後）は成人と比べて明らかに短くなっています。

　なお、近年の腎移植の成績向上を背景として、約20～30％の小児では先行的腎移植（第4章6項参照）が実施されています。**先行的腎移植が選択される理由**を表1-5に、また、**先行的腎移植が困難な場合**を表1-6に示しています。乳幼児に成人の腎臓を移植するのは、サイズミスマッチの点で難しいため、目安として身長85～90 cm以上、体重10 kg以上になってから、成人をドナーとする腎移植を実施するようにします。また、先行的献腎移植を希望する場合、一定の基準（小児では、申請時より1年前後で腎代替療法が必要、eGFR＜20 mL/min/1.73m^2）を満たせば、透析導入前に献腎移植登録が可能です。

　最後に、**何がなんでも先行的腎移植ではなく、総合的な腎代替療法計画を立てる（透析療法を導入してから腎移植を実施する）ことが大切です**。

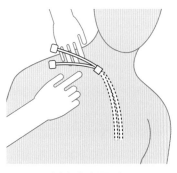

(a) 短期留置型

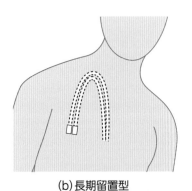

(b) 長期留置型

図1-3　カテーテルの留置

表1-4　小児で血液透析より腹膜透析が選択される理由

- バスキュラーアクセスが不要（乳幼児・学童の内シャント作製は困難、内シャントの場合は穿刺の恐怖・苦痛、カテーテルの場合は脱血不良、感染、血栓、静脈閉塞が問題）
- 血液透析と比べて循環動態に対する影響が少ない
- 血液透析と比べて食事制限がゆるやか
- 在宅医療で通園や通学が容易
- 自動腹膜透析装置を利用した自動腹膜透析により、幼稚園・保育園・学校でのバッグ交換は不要

表1-5　小児で先行的腎移植が選択される理由

- アクセス手術やアクセス関連合併症の回避
- 透析に関わる時間的拘束がない（家族を含めて）
- 食事・水分制限がほとんどない
- 腎不全に伴う合併症（成長障害や心血管系障害など）の回避
- デバイスがなく、登園・登校面で有利

表1-6　小児で先行的腎移植が困難な場合

- 新生児・乳幼児腎不全（成人ドナー腎とのサイズミスマッチ）
- 難治性ネフローゼ症候群（血液過凝固に伴う術後血栓症合併のリスク）
- 下部尿路に問題がある症例（移植前に評価と治療が必要）
- 本人や家族の末期腎不全状態に対する受け入れができていない
- ドナーがいない

Q5 血液透析・腹膜透析・腎移植の長所・短所はどのようなものですか？

A 血液透析・腹膜透析・腎移植には、それぞれ長所・短所があります。病気を治療した際の見通しを予後と言い、特に「どれくらい生きることができるか」という見通しを生命予後と言います。腎代替療法の選択にあたっては、医学的な予後だけではなく、ライフスタイルや趣味など自分に合った腎代替療法を選ぶ必要があります。

解説

血液透析・腹膜透析・腎移植には、それぞれ長所・短所があります（表1-7）。

腎移植は腎臓のほぼすべての機能を補うことができますが、わが国では献腎移植はまだまだ少なく、

移植の順番がなかなか回ってこない（成人では待機期間は約15年）のが現状です。ご親族や配偶者に腎臓を提供していただける方がおられる場合は、生体腎移植は腎代替療法として検討すべき治療法とな

表1-7　血液透析・腹膜透析・腎移植の違い

	血液透析	腹膜透析	腎移植
代替できる腎臓の機能	血液透析で10%程度、腹膜透析で5%程度（エリスロポエチンやビタミンDなどのホルモンの異常が残る）		50%程度。ホルモンの異常はある程度回復
必要な薬剤	末期腎不全のときに使用した薬剤とほぼ同等		免疫抑制薬とその副作用予防の薬剤が追加される
生命予後	腎移植に比べると劣る		優れている
心血管合併症	多い		透析に比べて少ない
生活の質	腎移植に比べると劣る		優れている
生活の制約	多い（週3回、1回4時間程度の通院治療）	やや多い（透析液交換、装置のセットアップなど）	ほとんどなし
社会復帰率	低い場合がある		高い
食事・飲水制限	多い（蛋白・水・塩分、カリウム、リン）	やや多い（水、塩分、リン）	少ない
手術	内シャント作製、カテーテル挿入	腹膜透析カテーテル挿入	腎移植
通院回数	週3回	月に1～2回程度	安定していれば、3ヵ月以降月1回
旅行・出張	旅行先等での透析施設の確保が必要	透析液等の携帯や準備	制限なし
スポーツ	脱水に注意	腹圧がかからないようにする	移植した部位の保護
妊娠・出産	妊娠・胎児のリスクを伴う		安定期で腎機能良好なら可能。免疫抑制薬等の調整
感染症	リスクが高い		予防が重要
入浴	透析終了後は、当日の入浴・シャワー不可	カテーテル出口部の保護が必要なことがある	制限なし
その他のメリット	医療スタッフが管理	血圧や老廃物の変動が少ない 在宅治療である 自由度が高い 尿量が維持されやすい	透析療法が不要
その他のデメリット	バスキュラーアクセスの問題（閉塞、感染、出血、穿刺痛、ブラッドアクセス困難）除水による血圧低下	腹部症状（腹が張る等） カテーテル感染・位置異常等 腹膜炎のリスク 透析液への蛋白喪失 腹膜の透析膜としての寿命（5～8年くらい）	免疫抑制薬の副作用 拒絶反応等による腎機能障害 透析再導入の可能性 移植腎喪失への不安

（文献2より引用改変）

ります。透析は、腎移植に比べると日常生活に制限がありますが、わが国では生命予後は非常によくなっています。1回あたり6時間以上の透析治療を行う長時間透析により、多くの毒素を除去したり、穏やかな除水を行ったりすることができるので、透析に伴う合併症も少なくなっています。また、自宅に透析装置を置いて、自分自身で（あるいは家人などの助けを借りて）、透析装置の管理や針刺しを行う在宅透析を行っている方もいます。在宅透析では自分のライフスタイルに合わせて透析を行うことができます。血液透析と腹膜透析のどちらが生命予後として優れているかについては、今のところ定まっていません。

腎代替療法の選択にあたっては、**医学的な長所や短所だけではなく、趣味（たとえば、旅行に行くことなど）や家族・介護者のサポートのことなどを医師や医療スタッフと相談し、余裕をもって治療法を選択することが重要**です。

Q6 それぞれの腎代替療法を受けた場合、妊娠・出産について、どのようなことに気をつけますか？

A 女性の透析（血液透析・腹膜透析）患者さんの妊娠は、健康な妊婦と比較して、妊娠率が低いだけでなく、さらに、流産、胎児・新生児死亡の頻度が高く、生児を得る確率は低く、早産や低出生体重児の頻度も高くなります。腎移植後1〜2年経過し、移植腎機能が安定していれば、比較的安全な妊娠が可能であり、透析患者さんに比べ妊娠率は上がります。ただし、健康な妊婦と比較すると早産・低出生体重児や妊娠高血圧腎症などの妊娠合併症のリスクは依然高くなります。

男性の透析患者も性機能が低下するとされていますが、腎移植後は生殖能はほぼ回復するとされています。

解説

透析、腎移植に関わらず、CKD患者さんには降圧薬としてレニン・アンジオテンシン系阻害薬がよく用いられますが、胎児毒性が強い薬剤であり、これら薬剤は妊娠中には使用を避けるべきです。

①透析（血液透析・腹膜透析）患者

慢性腎不全患者さんは、さまざまなホルモン分泌異常や栄養障害のため、月経異常や排卵障害をきたしやすく、妊娠率が低下しています。透析療法や周産期医療の進歩・発展により妊娠・出産成功例は増えていますが、**母子ともにハイリスクな妊娠**です。透析患者さんは母体の尿素窒素や水分の貯留に伴う**「羊水過多」**により流産、早産、低出生体重児の頻度が高くなります。

透析方法は妊娠予後に影響します。急激な透析中の血圧低下は、胎児胎盤循環に悪影響を与えるため、**できるだけ透析間の体重増加を減らし血圧変動を抑えます**。また、尿素窒素をなるべく減らすため、十分な透析を行います。そのため、透析時間や透析回数の増加や妊娠時期、胎児の大きさを加味した適切なドライウェイト（DW）の設定を行います。**血液透析に比べて、腹膜透析のほうが妊娠の継続**が難しくなります。腹膜透析は循環動態が安定し、緩やかな除水が可能という利点はありますが、妊娠後期になると腹腔内のスペースが狭くなり、透析液注入量が制限されるという欠点があります。特に残存腎機能が低下している場合は、妊娠初期から血液透析を併用、もしくは一時的な血液透析への移行が必要な場合があります。

②腎移植後患者

腎移植患者さんは血液透析や腹膜透析患者と比較して妊娠率が高くなります。腎移植患者さんは、**移植後1〜2年経過し、移植腎機能が安定していること、蛋白尿がないこと、高度の高血圧がないこと、免疫抑制薬が維持投与量に達していること**などの条件を満たせば比較的安全な妊娠が可能です。移植後安定期までは必ず避妊します。また、腎機能や血圧が安定するように、生活習慣に気をつけ、しっかりと服薬します。一部の免疫抑制薬（ミコフェノール酸モフェチルなど）には催奇形性があり、他の薬剤（アザチオプリンなど）への変更の必要があるため、妊娠の予定がある場合は早めに投薬内容を調整します。

③男性患者

男性の透析患者さんは、男性ホルモンであるテストステロンが低下したり、女性ホルモンであるプロゲステロンが上昇したりするなど、内分泌機能の変化や動脈硬化などの影響のため、性機能が低下するとされており、不妊の原因になります。一方、腎移植を受けた後は生殖能がほぼ改善するとされており、腎移植患者さんが父親となる妊娠のリスクは増大しないとされています。ただし、免疫抑制薬としてmTOR阻害薬を使用している場合は、精子数が減少するため、不妊のリスクが増加します。

Q7 腎代替療法の治療費、自己負担はどうなっていますか？

A 各種制度の手続きをすることで、治療費の1ヵ月の自己負担は0～2万円となります。

解説

①透析患者（図1-4）

健康保険が使用でき、特定疾病療養受療証の交付により負担が軽減されます。透析の医療費は健康保険の対象となります。健康保険の種類や年齢により1～3割の負担となりますが、一定額以上の負担は高額療養費制度により、自己負担限度額までの負担となります。**特定疾病療養受療証の手続きは各健康保険窓口で行います。透析の医療費については高額療養費制度の特例で特定疾病療養受療証の交付を受けることにより、1ヵ月の自己負担限度額は1万円となります（一定所得以上の方は2万円）。**

身体障害者手帳の交付により、**自立支援医療（更生医療）を使用することでさらに負担が軽減される**場合があります。**身体障害者手帳の手続きは住民票のある自治体の障害福祉担当窓口で行います。**身体障害者福祉法に規定された障害基準に該当する人に交付されるものです。取得すると、さまざまな障害福祉サービスの利用が可能になり、医療費の自己負担を軽減するサービスが含まれる場合があります。**透析患者さんは、身体障害者手帳（腎臓機能）の1級**に原則該当します。**自立支援医療（更生医療）は障害のある方で、障害を取り除く・軽減するための医療について、医療費の自己負担額を軽減する制度で**す。自己負担は所得に応じ0～2万円となります。**障害者医療費助成は障害のある方の医療費を助成する制度で、**自治体が実施しているもので、自治体により内容が異なります。自治体によっては独自の医療費助成制度により負担が軽減される場合があります。

②腎移植（図1-5）

健康保険が使用でき、**特定疾病療養受療証**（透析をされている方）、**自立支援医療**の活用により負担が軽減されます。さらに自治体によっては**独自の医療費助成制度**により負担が軽減される場合があります。

透析を受けている方が腎移植をする場合は、透析の医療費負担と同様に特定疾病療養受療証が使用できます。また自立支援医療（更生医療）を使用することで、さらに負担が軽減される場合があります。障害者医療費助成制度を使用できる自治体に住民票のある方は活用ができます。

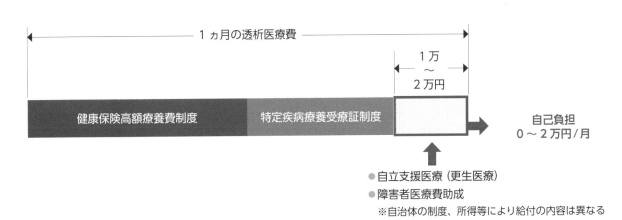

図1-4　透析の治療費（1ヵ月の自己負担）

透析を受けておらず、**腎移植をする場合は、身体障害者手帳（腎臓機能）に該当する方は、身体障害者手帳の交付**を受けることで、自立支援医療（更生医療）の活用ができるようになり、手続きにより負担が軽減されます。

腎移植後の通院医療については、腎移植により透析が必要なくなった場合は、特定疾病療養受療証は使用できなくなります。 ただし、透析をしていた方、していなかった方、どちらも腎移植後に身体障害者手帳（腎臓機能）は 1 級に該当します。自立支援医療（更生医療）を使用することで負担が軽減される場合があります。障害者医療費助成制度を使用できる自治体に住民票のある方は活用ができます。

③小児

上記の制度のほかに、**小児医療費助成制度、小児慢性特定疾病医療費助成制度、自立支援医療（育成医療）の活用**も考えられます。小児医療費助成制度は、都道府県、市区町村が小児の入院・通院の医療費の自己負担を助成する制度です。対象・内容は自治体により異なります。

小児慢性特定疾病医療費助成制度は、小児慢性特定疾病に指定されている慢性疾患をもつ児童等について、医療費の負担軽減を図るため、医療費の自己負担を助成する制度です。

自立支援医療（育成医療）は身体に障害のある児童の障害を取り除く・軽減するための医療について、医療費の自己負担額を軽減する制度です。

※住民票のある自治体、年齢、健康保険の種類により制度が異なり、複数の制度がかかわることから手続きが複雑になることがあります。病院のソーシャルワーカー、自治体の障害福祉担当窓口に確認することをお勧めします。

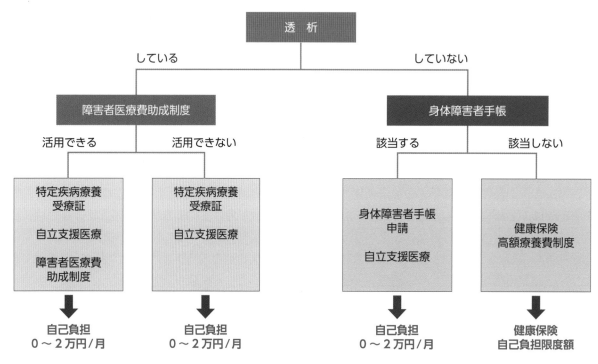

図1-5　腎移植の1ヵ月の自己負担

Q8 腎代替療法を受ける際の公的補助はどうなっていますか？

A 医療保障（第1章7項を参照）、所得保障、介護保障、障害福祉サービスの各公的保障、補助の活用が考えられます。前項の治療費の補助制度・医療保障以外に、障害年金による所得保障、仕事を休職する際の傷病手当金、介護が必要な場合の介護保障、身体障害者手帳による福祉サービスの補助を受けることができます。

解説

①所得保障

透析をすることになると初診時に加入している年金（国民年金・厚生年金）より、障害の程度に応じて障害年金が支給される場合があります（表1-8）。障害年金の手続きは年金事務所・住民票のある自治体の保険年金窓口で行います。以下の条件があります。

・初診日に年金に加入している、または初診日が20歳前か60〜65歳未満で国内に居住
・保険料の納付要件を満たしている
・障害認定日において、法令で定められた等級に該当する
（透析により障害年金を受給していた方で、腎移植を行った場合、障害年金が支給停止になる場合があります）

サラリーマンや公務員など雇用されている健康保険の被保険者の方は、病気やけがで仕事を休み、報酬が得られない場合に傷病手当金が支給されます（国民健康保険には傷病手当金の制度はありません）。休業1日につき、標準報酬日額の2/3が支給され、受給期間は支給開始日から1年6ヵ月です。傷病手当金の手続きは各健康保険窓口で行います。

②介護保障・介護保険

65歳以上、または40〜64歳で特定の疾病のある方が、申請により**要介護・要支援の認定（要介護1〜5、要支援1・2）を受けると介護保険サービス**を利用することができます（表1-9）。利用サービスの1〜3割が自己負担となります。手続きは住民票のある自治体の介護保険窓口で行います。

③障害福祉サービス：身体障害者手帳

身体障害者手帳とは、**身体障害者福祉法に規定された障害基準に該当する人に交付され、障害福祉サービスの利用が可能**になります（表1-10）。サービスの内容は自治体、障害の種類・等級により異なります。手続きは住民票のある自治体の障害福祉担当窓口で行います。

住民票のある自治体、年齢、健康保険の種類により制度が異なり、複数の制度がかかわることから手続きが複雑になることがあります。病院のソーシャルワーカー、自治体の担当窓口に確認することをお勧めします。

表1-8　障害年金の額（2019年度）

	初診日に加入していた年金	
	国民年金	厚生年金
1級	障害基礎年金 81,260円/月	報酬比例の年金額×1.25＋障害基礎年金
2級	障害基礎年金 65,008円/月	報酬比例の年金額＋障害基礎年金
3級	—	報酬比例の年金額　最低保証 48,708円/月
障害手当金	—	障害手当金（一時金）

表1-9　介護保険サービスの例

- 訪問介護
- 訪問看護
- 訪問リハビリテーション
- 訪問入浴
- 居宅療養管理指導
- 福祉用具貸与
- 福祉用具購入
- 住宅改修
- 通所介護
- 通所リハビリテーション
- 短期入所生活・療養介護
- 介護保険施設入所

表 1-10　障害福祉サービス

- 医療費助成制度、自立支援医療（第 1 章 7 項を参照）
- 補装具、日常生活用具給付
  腹膜透析の場合は日常生活用具の透析液加温機が給付される場合があります
- 自立支援給付（介護給付、訓練等給付等）
  障害支援区分の認定を受けることでサービスの種類や量が決まり、利用することができます

- 税金などの控除、減免
  所得税や住民税が控除・減免される場合があります
- 各種交通運賃の割引
  鉄道、航空旅客、バス、タクシーの運賃が割引になる場合があります
- 各種手当
- 自動車関連の割引
- 身体障害者雇用による就労や職業訓練校の利用

小児の場合

　腎代替療法が必要となる小児は、**小児慢性特定疾病医療費助成の中の重症患者認定を得ることができます**。重症患者認定を得ることで、所得にもよりますが、自己負担額の上限がそれまでの 1/2 ～ 2/3 となります。さらに小児慢性疾病医療費助成の医療費自己負担は**子ども医療費助成**によって軽減されます（ただし、対象年齢や自己負担額は自治体により異なります）。さらに、**身体障害者手帳 1 級**を取得することにより、特定疾病療養受療証や重度心身障害者医療費助成が使えるため、腎代替療法導入前後に取得するのがよいと思います。

　なお、小児は、上記のほかにも、**自立支援医療（育成医療）**があり、年齢や居住地の自治体によって助成方法等が異なるため、各医療施設のメディカルソーシャルワーカーによく相談して進めてください。

Q9　地震のような災害時に血液透析・腹膜透析・腎移植を続けるうえでの注意点は何ですか？

A　血液透析では災害時の行動について日頃から透析医療施設と話し合っておくことが重要です。腹膜透析では透析液が不足しないよう自宅での備蓄に配慮が必要です。腎移植では免疫抑制薬が途切れないように注意が必要です。どの腎代替療法にせよ、災害時に慌てないように日頃から準備をしておくことが重要です。

解説

　災害の種類・規模によりますが、一般的に血液透析は災害に非常に弱く、腹膜透析・腎移植は災害に強いと言われています（表 1-11）。

　血液透析では、災害で施設が損壊したりすると、その施設で治療を受けることができなくなります。1 回の透析で大量の水（約 120 L）や電気が必要なため、復旧に日数を要することもあります。施設までの交通手段が確保できない場合もあります。一方、

表 1-11　災害時におけるそれぞれの利点・欠点

	利点	欠点
血液透析	なし	透析医療施設へ通院する必要がある 施設の損壊や電気・水供給が途絶えると透析実施が困難となる 大災害では遠隔地（被災地外）に移動する必要が出てくることもある
腹膜透析	自宅（避難所）で治療を継続できる	電気供給や腹膜透析液が不足すると継続困難となる
腎移植		免疫抑制薬が不足すると拒絶反応が起こりうる

表1-12　患者さんが自分でできる日頃からの準備

①災害時、どう行動するか（避難場所までの道のりの確認など）を決めておく
②非常持ち出し物品を準備しておく
③お薬手帳や透析の手帳、普段の薬・腹膜透析液（災害用3日分も含む）等はまとめておく
④通院している施設で血液透析を受けられないときのことを考えて（災害時の施設の対応を確認して）おく【血液透析】
⑤自分のアレルギー反応（禁忌薬）の有無とドライウェイトを把握しておく【血液透析】
⑥手動で（電気を使わずに）腹膜透析を行えるよう手順を獲得しておく【腹膜透析】
⑦災害時の免疫抑制薬の処方・受け取りについて主治医に確認しておく【腎移植】
⑧親戚・知人・友人のいる避難先（できれば被災地外）を想定して、その近くの透析医療施設を把握しておく【血液透析】

腹膜透析・腎移植は自宅で行う治療法ですので、比較的災害には強いですが、表1-11のような欠点もあります。災害時に慌てないように患者さん自身で日頃から準備することが非常に重要です（表1-12）。

災害時は限られた食品の中で塩分・カリウムの多い食事に気をつけてしっかり食べることが大切です。特に腎移植患者さんは、避難所など多くの人が集まる場所は不衛生になることも多く、感染症にかからないように注意が必要です。

Q10　何を基準にして、腎代替療法を選ぶとよいですか？

A　治療法選択が患者さんの生活の質（QOL）、生命予後、生活に与える影響を比較検討するだけでなく、患者さんの価値観、希望にあったものを選択します。そのためには、わかりやすい資料などを活用し、各治療法のメリット、デメリット、医師の経験をふまえた推奨、患者さんの能力や生活状況、経済的背景をふまえて共同意思決定（シェアードデシジョンメイキング：SDM)の手法で選択します。

解説

　QOLと生命予後の点では、一般に腎移植が透析療法より優れていますが、すべての人が腎臓移植を受けることができるわけではありません。腎移植の選択ができない状況では、血液透析と腹膜透析が主な選択肢になりますが、多くの患者さんのQOL、生命予後に大きな違いはないと考えられます。それぞれの治療法を選択した場合に、**患者さんの生活（職業や地域での仕事を含めて）にどのような影響を与えるか**、**患者さんが希望する生活を続けるためにはどの治療法がよいか**を比較検討していきます。**患者さんの希望にあった治療法を選択した場合には、患者さんのQOLや治療成績が向上する**ことが知られています。

　腎代替療法を開始するまで、患者さんは自分の生活がどのように変わるかをイメージすることは困難です。医療者が口頭で伝える説明が、意図したとおりに患者さんに伝わるとは限りません。そのため、わかりやすい資料（第1章11項参照）を活用し、**各治療法の利点、欠点を伝えるとともに、患者さんの価値観、懸念事項を引き出し、医療者の経験をふまえた提案**を示し、話し合いを進めます。

　医学的な生命予後や合併症発生率などの数値だけではなく、患者さん1人1人のそのときどきに最も適した治療法を選択することと、選択後も、体調や生活環境の変化にあわせて、治療法の継続や変更について適宜検討して見直していく必要があります。

腎代替療法を選ぶために、参考にできる資料やホームページはありますか？

A 「腎不全 治療選択とその実際」が腎代替療法の説明資料としてよく用いられています。また、意思決定支援ツールとして腎臓病SDM推進協会が作成している「腎臓病あなたに合った治療法を選ぶために」という冊子が各学会から推奨されています。

解説

腎代替療法の説明の際には、「腎不全 治療選択とその実際」を使用します。患者さんとのコミュニケーションツールとして、腎臓病SDM推進協会の「腎臓病あなたに合った治療法を選ぶために」があります（図1-6）。前者は各学会のホームページから、後者は腎臓病SDM推進協会のホームページからダウンロードできますが、これらの冊子は送料負担で入手できます。

「腎不全 治療選択とその実際」はイラストや写真が豊富ですので、患者さんに示しながら説明するのに便利です。また、「腎臓病あなたに合った治療法を選ぶために」を併用し、患者さん自身に説明したことが理解できているか確認してもらいます。また、患者さんのライフスタイルなどを記入してもらい、シェアードデシジョンメイキング（共同意思決定）を進める参考にします。

その他にも、各都道府県庁や腎臓病の患者団体、腎臓病をみる病院のホームページなどにも多くの腎臓病とその治療について、記載されています。ネット上には、いろいろな情報が簡単に閲覧できる時代になりましたが、不確かな情報の提供者の中には一般的ではない内容の記載もあり、注意を要するものもあります。

（1）情報提供

（2）話し合いを促進
Conversation tool

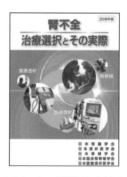 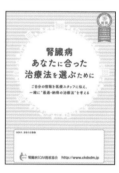

図1-6 腎代替療法を行ううえで推奨できる冊子

腎代替療法選択外来の際に参考となるホームページ

1 日本腎臓学会 https://www.jsn.or.jp
2 日本透析医学会 https://www.jsdt.or.jp
3 日本臨床腎移植学会 https://www.jscrt.jp
4 日本小児腎臓病学会 http://www.jspn.jp
5 日本移植学会 http://www.asas.or.jp
6 日本臓器移植ネットワーク https://www.jotnw.or.jp
7 腎臓病SDM推進協会 https://www.ckdsdm.jp
8 NPO法人腎臓サポート協会 https://www.kidneydirections.ne.jp
9 日本年金機構ホームページ
　https://www.nenkin.go.jp/service/jukyu/shougainenkin/ninteikijun/20140604.html
10 Baxter プロ．PD患者さんの生活旅行時の対応 https://www.baxterpro.jp/pd/life/travel
11 フレゼニウス メディカル ケア ジャパン 国内・海外の透析ネットワークが提供する旅行サービス
　https://www.fresenius.co.jp/service/
12 NPO法人腎臓サポート協会 腹膜透析(PD)お役立ち情報 腹膜透析(PD)患者さんの旅行
　http://www.fukumakutouseki.jp/useful/travel.php
13 旭化成メディカル ホームページ http://www.asahi-kasei.co.jp/medical/personal/cure/cure_02.html

Q12　どのような時期から腎代替療法について説明を開始するとよいですか？

A　慢性腎臓病の原因や腎不全の進行速度によっても変わりますが、一般的な目安として、進行性に腎機能の低下がみられeGFRが 30 mL/min/ 1.73 m^2 未満に至った時点で腎代替療法について説明を開始することが推奨されています。腎代替療法を説明するにあたっては、患者さんとの信頼関係が構築されていることが重要です。他院から紹介された初診患者さんに対しては、患者さんの病気に対する理解や不安の程度を把握したうえで、説明のしかたを工夫します。

解説

　腎代替療法について説明する目的は、患者さんや家族などの介護者が今後の経過や治療法について理解し、患者さんにとって最善の治療選択ができるようにすることです。医学的な状況に加え、患者さんの価値観、生活スタイルにあった治療法を選択するには十分な時間が必要です。そのためには eGFR 30 mL/min/1.73m^2 未満となった時点で説明を開始することが国内外の診療ガイドラインでも推奨されています。腎代替療法を説明するにあたっては、患者さんとの信頼関係が構築されていることが重要です。患者さんの疑問を明らかにし、不安に対しては共感を示すことも大切です。「透析療法」という言葉を聞くだけで拒否反応を示す患者さんは少なくありません。継続した療法説明も必要となります。医

学的な情報を医師がどんなに詳しく丁寧に説明したとしても、患者さんが聞いている、理解しているとは限りません。**特に、高齢者や認知機能が低下した患者さんの場合は、家族などの介護者にも参加してもらいます。**

　近い将来、腎代替療法を開始すると思われる時点で、医療者は腎代替療法に関する情報を再度提供し、また、末期腎不全の自然経過を説明し、患者さんが各種腎代替療法の長所と短所、自らの生活、価値観にあった選択ができるように話し合いを進めましょう。必要に応じて、腹膜透析、血液透析、腎移植のすべてに精通した腎臓専門医に紹介するようにします。

小児の場合

　腎代替療法開始前には、小児に特有ないくつかの準備すべき事項があるため、**eGFR が 30 mL/ min/ 1.73 m^2 前後に低下し、将来末期腎不全への進行が避けられないと判断された時期に、腹膜透析、血液透析、腎移植のすべてに精通した小児腎臓病を専門とする医師へコンサルトする**のが望ましいです。

　腎移植の場合には、生ワクチン、B型肝炎ワクチン、肺炎球菌ワクチンなどのワクチン接種を済ませておく必要があります**（第4章11項参照）**。また、下部尿路異常を有する症例の場合には膀胱拡大術などの尿路再建術を、膀胱尿管逆

流を認め移植後に尿路感染の危険性が高い場合には逆流を認める腎臓を移植前に摘出することがあります。さらに、先行的腎移植が実施可能かどうかについても十分に検討する必要があり、先行的腎移植に関する本人と家族の理解や生体ドナーの適正な評価に3〜6ヵ月以上の時間を要します。腹膜透析の場合には、たとえば胃瘻造設術などは腹膜透析導入前に実施しておくことが望ましいです。

　このように、十分な時間的余裕をもって腎不全治療計画を立てる（腎代替療法の説明も含む）ことが大切です。

Q13 シェアードデシジョンメイキングとは何ですか？

A 　医療者と患者さんが協働で患者さんにとって最善の治療選択の決定を下すコミュニケーションのプロセスです。その際、エビデンスに基づく医学的情報、医療者の経験や提案、患者さんの価値観や選好などに配慮します。

解説

　慢性腎臓病患者さんは、検査や治療を進めるうえで、さまざまな機会に意思決定を迫られます。腎生検をするかどうか、どのような薬物療法を行うか、さらに、末期腎不全になった場合、血液透析、腹膜透析、腎移植などの腎代替療法を開始するか、どの治療法を選択するかなどです。治療選択の際、**医学的エビデンスに基づいて医師が決定するのがパターナリズム**です。**医師が治療法の利点、危険性を患者さんに説明し、患者さんが理解したうえで、患者さんが決定するのはインフォームド・モデル**といわれます。

　一方、複数の治療選択肢があり、患者さんに与える影響が異なる場合やどれが最もよい選択肢であるかが明確でない場合は、医師だけで決めることも、患者さんだけで決めることも難しいことがあります。たとえば、通院血液透析と腹膜透析、家庭血液透析のどれを選択するかという場合です。5年生存率などの医学的成績には大きな差はありませんが、生活に与える影響は大きく異なります。通院血液透析では、週3回、透析クリニック・病院に通院が必要なのに対し、腹膜透析や家庭血液透析の場合は、月1回の通院で自分のペースで透析療法を受けることができます。一方、通院血液透析では透析スタッフが治療を行いますが、腹膜透析や家庭血液透析は自分で透析装置を操作しなくてはなりません。どちらの**治療法が患者さんにとって最善かを決めるため、医療者は医学的なエビデンスを伝え、患者さんは自分にとって大切なこと、日々の生活スタイルやスケジュールなどを伝え、さらに医療者からの提案もふまえて話し合いをすすめていくことがシェアードデシジョンメイキング**（共同意思決定）です。

　共同意思決定を進めるにあたっては、**医療者は、決定が必要な問題点を明らかにし、最善の決定を下すには患者さん自身の考え、意向を反映することが重要であること、いっしょに話し合いを進めること**を伝えます。患者さんとともに話し合う中で、患者さんが大切にしたいこと、心配していることを明らかにし、治療選択について十分に比較したうえで、ベストの選択肢を決めていきます。患者さんの中には、難しいことはわからないので、医師に決めてほしい、お任せしたいという方もいるでしょう。その場合には、患者さんとの会話のなかから、**患者さんの生活スタイル、患者さんの価値観、懸念事項を聞きだして、それらを尊重した選択を提案すれば共同意思決定のめざすものに近づける**ことができるでしょう。

第**2**章

血液透析の選択

Q1 血液透析とはどのような治療法ですか？

A 血液透析は血液を透析回路に取り込み、血液を「ダイアライザー」と呼ばれるろ過フィルターに循環させることにより、体内に溜まった老廃物と余剰な水分を除去し、ミネラルバランスを調節し、身体をよい状態に保つ治療法です。通常、維持血液透析施設に週3回通院し、1回4～5時間の治療を行います。一部の施設では患者さんの自宅に透析機器を設置し居宅で治療を行う在宅血液透析が行われています。

解説

血液透析を行うために、ポンプを使って血液を体外に取り出します。**取り出された血液はダイアライザーと呼ばれるろ過フィルターで、体内に溜まった老廃物や余剰な水分が除去**されて、きれいになった後に体内に戻されます。通常、透析を行うために腕に流れる動脈と静脈をつなぎ合わせ、静脈に流れる血液を増やし、血管を太く発達させます。治療には**バスキュラーアクセス／内シャントと呼ばれる、この太く発達した血管を使って透析を行います（慣用的に「シャント」と呼称されています）**（図2-1a、b）。

ダイアライザーは細いストロー状の透析膜（直径0.2 mm）を約1万本束ねたものです。その内側を血液が流れ、外側を透析液が流れます。透析膜は半透膜と呼ばれる薄い膜でできており、血球成分は通過できないほどの小さな穴が無数に空いています。流れてきた血液中の老廃物や余剰の水分はその小さな穴を通じて除去され、ミネラルバランスは周囲を流れる透析液によって調整されます（図2-1c）。**透析自体は失われた腎臓の働きを回復させるための治療法ではありません。**腎臓の働きが回復しないかぎり、透析により腎臓の働きを代替し、食事や生活の中で生成された老廃物や余剰の水分を定期的に体外に除去し、体をよい状態に保つ必要があります。**通常、慢性維持血液透析は週に3回、1回4～5時間程度の治療時間が必要です。**多くの施設で月水金・火木土の午前・午後あるいは夜間のスケジュールで透析が行われています（図2-2）。透析を行っていない時間はお食事や生活の一部に注意点があるものの**（第2章8項以降 参照）**、それ以外はふだんどおりに生活することが可能です。

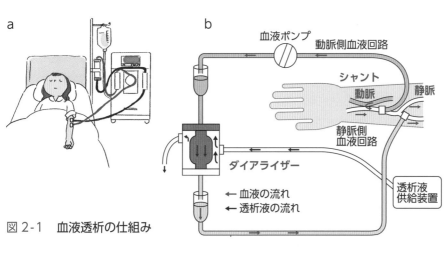

図 2-1 血液透析の仕組み

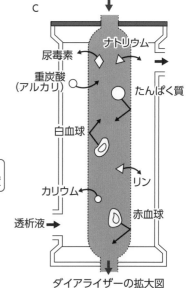

ダイアライザーの拡大図

月水金曜パターン

日	月	火	水	木	金	土
1	②	3	④	5	⑥	7
8	⑨	10	⑪	12	⑬	14
15	⑯	17	⑱	19	⑳	21
22	㉓	24	㉕	26	㉗	28
29	㉚	31				

火木土曜パターン

日	月	火	水	木	金	土
1	2	③	4	⑤	6	⑦
8	9	⑩	11	⑫	13	⑭
15	16	⑰	18	⑲	20	㉑
22	23	㉔	25	㉖	27	㉘
29	30	㉛				

図 2-2 透析スケジュール

Q2 　血液透析を始めるには、どのような準備が必要ですか？

A 　血液透析を計画的に始めるために、透析治療を受けながらの生活をイメージしながら、1）どこの維持血液透析施設で透析を受けていくのがよいのか、2）得られる医療費助成や社会福祉サービスはなにがあるのかを確認し、3）バスキュラーアクセス／内シャントを作製する準備を行います。

解説

①維持透析施設の決定

　通常、維持血液透析施設へ週3回通院する必要がありますので、患者さんの生活圏にある透析施設を見つけます。透析施設と透析のスケジュールの相談や送迎の有無の確認が必要です。介護施設からの送迎が可能な透析施設もあります。患者さんの現在の仕事や学業などを続けながら透析を受けるためにはどのような方法があるのか、会社の方や家族の方とも相談し、よりよい選択ができるように支援します。

②医療費助成の申請

　外来血液透析治療に必要な医療費は、1ヵ月あたり約40万円かかりますが、患者さんの経済的な負担を軽減するための医療費の公的助成制度が確立しています。助成を受けるためには、所定の手続きが必要となります。**透析療法の導入が決まったら、はじめの手続きとして身体障害者手帳と特定疾病療養受領証の交付申請をします**（第1章8項参照）。

③バスキュラーアクセス／内シャントの作製

　血液透析を行うためには、手術で動脈と静脈をつなぎ合わせ、豊富な血液が流れる血管（バスキュラーアクセス／内シャント）が必要です（第2章1項参照）。**バスキュラーアクセス／内シャントの手術は透析を開始する前、少なくとも1ヵ月以上前、最短でも2〜4週前に作製することが推奨されています**。透析が回避できないと予測されれば、より早いタイミングで作製してもかまいません。バスキュラーアクセスには①**「内シャント」**（図2-3a）と呼ばれる動脈と静脈をつなぎ合わせた血管以外に、②**「人工血管」**（図2-3b）を使用する方法、③**「動脈表在化」**（図2-3c）と呼ばれる動脈周囲の知覚神経を剥離し、皮膚のすぐ下に持ち上げる方法と④**「長期留置カテーテル」**（図2-3d）を血管内に留置する方法があります。それぞれの方法に利点・欠点があり、患者さんの心臓の機能や血管の状態によっても選択される方法が異なります。

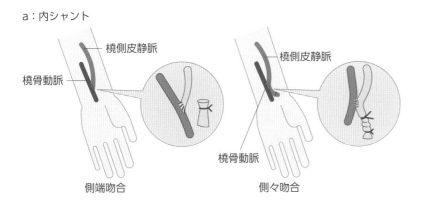
a：内シャント
橈側皮静脈
橈骨動脈
側端吻合
橈側皮静脈
橈骨動脈
側々吻合

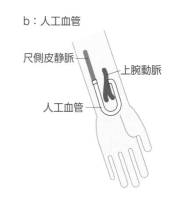
b：人工血管
尺側皮静脈
上腕動脈
人工血管

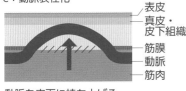
c：動脈表在化
表皮
真皮・皮下組織
筋膜
動脈
筋肉
動脈を皮下に持ち上げる

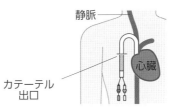
d：長期留置カテーテル
静脈
心臓
カテーテル出口

図2-3　バスキュラーアクセス
（本書では、aの自己血管を用いた内シャントとbの人工血管を併せて「シャント」と記載しています）

バスキュラーアクセスの選択が大きな課題になります。1年以上の血液透析が必要と考えられる場合は、目安として体重が20 kg以上なら、シャント作製を第一選択に考えます。ただ、血管が十分発育していない場合は将来を見据えて無理なシャント作製は避け、留置カテーテルを挿入します。小児に対する留置カテーテルは種類が少なく、その中で最適なカテーテルを選択することが重要です。また、カテーテルを挿入する部位・血管は限られており、入れ替えが頻回にな

らないように、カフ付きの留置型カテーテルを準備します。さらに低体重児に安定した血液透析を行うためには、体格に応じた透析機器、低容量のダイアライザー、透析回路などの装置の準備が必要です。

また小児に対する血液透析ができる施設は限られており、さらに週3日以上は通院が必要なため、できるだけ社会生活が保てるように生活圏に近い施設を選び、学校など教育機関と細かい打ち合わせが必要です。

Q3 血液透析を選択した場合、どれくらいの時期から準備を始めますか？

A 慢性腎臓病（CKD）ステージG5（GFR＜15 mL/min/1.73m^2）になると透析導入の時期をおおよそ判断して準備を始めます。バスキュラーアクセス/内シャントの作製は少なくとも1ヵ月以上前、最短でも2〜4週前に作製します。

解説

血液透析を開始するタイミングは腎臓の働きを示す数値（クレアチニンやGFR）を目安に、身体症状や日常生活の障害度によって決めます。CKDステージG5（GFR＜15 mL/min/1.73m^2）になると、透析導入の時期をおおよそ判断し、透析開始の少なくとも1ヵ月以上前、最短でも2〜4週前にバスキュラーアクセス/内シャントを作製します。ただし、

薬剤治療などでも高度の尿毒症症状、体液過剰、心不全、高カリウム血症などが是正できない場合には、透析導入は早まります。図2-4のようにカテーテルにより透析導入した群はシャントを作製して導入した群に比し、透析を開始した後の生命予後が悪かったという報告があり、**体調がそれほど悪くないタイミングで早めに「バスキュラーアクセス/内シャ**

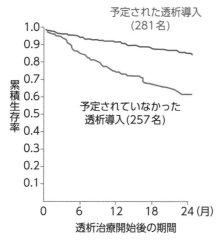
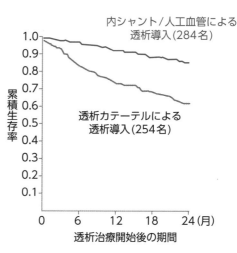

図 2-4 透析開始時のバスキュラーアクセスの有無による予後の違い
(Lorenzo V, et al. Am J Kidney Dis 2004; 43: 999-1007 より改変引用)
Copyright (2004) National Kidney Foundation, Inc., with permission from Elsevier.

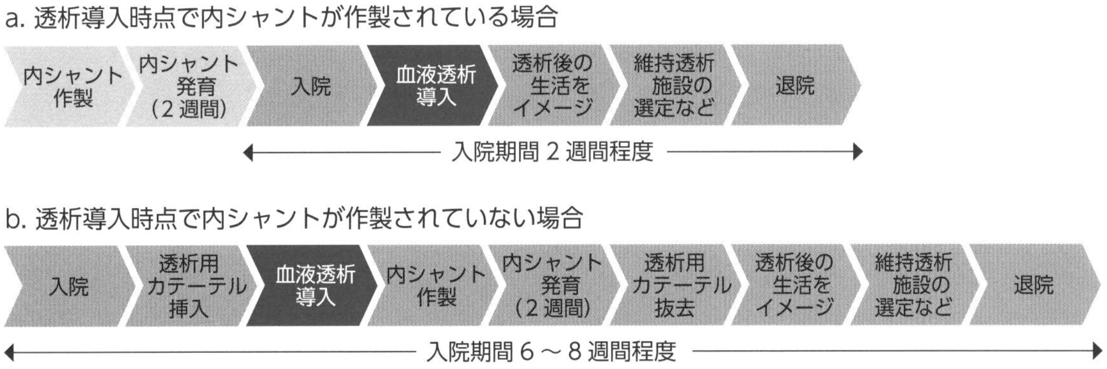

a. 透析導入時点で内シャントが作製されている場合

内シャント作製 → 内シャント発育（2週間） → 入院 → 血液透析導入 → 透析後の生活をイメージ → 維持透析施設の選定など → 退院

←――――――――― 入院期間2週間程度 ―――――――――→

b. 透析導入時点で内シャントが作製されていない場合

入院 → 透析用カテーテル挿入 → 血液透析導入 → 内シャント作製 → 内シャント発育（2週間） → 透析用カテーテル抜去 → 透析後の生活をイメージ → 維持透析施設の選定など → 退院

←――――――――― 入院期間6～8週間程度 ―――――――――→

図 2-5　透析準備から導入における入院～退院までのイメージ

ント」を作製しておくことが肝要です。

　あらかじめ「バスキュラーアクセス/内シャント」を作製されている場合は、入院にて透析治療を開始し、透析治療を受けながらの生活について注意点を学び、維持血液透析施設の選定などを行います。維持血液透析施設の選定と医療費助成は入院前に行うことも可能です（図2-5a）。

　もし、「バスキュラーアクセス/内シャント」がない状態で血液透析が必要になった場合は、首や太ももにある太い静脈（内頸静脈や大腿静脈）に一時的に透析用の留置カテーテルを挿入する必要があります。カテーテルを挿入する際には、ときに動脈を損傷したり、腫らしたり、気胸や血胸など肺を損傷したり、あるいはカテーテルが迷入してしまうような合併症が起こる場合があります。また留置後は脱血不良、カテーテル血流感染症などのリスクがあります。全身状態が安定した段階で、「バスキュラーアクセス/内シャント」を作製し、穿刺が可能になれば透析用カテーテルは抜去されます。穿刺が可能になるまで少なくとも2週間前後の術後期間が必要であり、入院期間も長くなります（図2-5b）。

小児の場合

　シャントを作製する場合、穿刺に耐えうる血管に発育するまでには時間を要するので、**数ヵ月前から準備が必要です**。さらに、社会資源を活用するため、行政や保育園、幼稚園、学校などとの細かい打ち合わせが必要で、月単位の十分な時間を設定します。

Q4　血液透析の頻度を減らしたり、時間を短くしたりすることはできますか？

A　血液透析の頻度を減らしたり、時間を短くしたりすることは、予後を悪化させます。

解説

　多くの透析治療を受けている方が「腎臓の働きが回復し、透析治療を受ける必要がなくなったらどんなにいいだろう」と願っています。「透析を何度かやってみて、よくなったらやめてもいいですか？」と尋ねられる方も少なからずおられます。しかし、透析が必要なタイミングは患者さんの腎臓の働きが高度に障害され、自身の健康が保てないと判断されたときです。

　透析は腎臓を治す治療ではありませんので、いったん症状が軽快しても、腎臓の働きが回復したわけではありません。透析の回数を減らしたり、時間を短くしたりすれば、短期的には患者さんの生活の質（QOL）を向上させるかもしれませんが、透析量が不足することにより、尿毒症症状が顕在化しやすくなり、透析と透析の間の食事管理や飲水制限も厳しくなります。また、透析に伴う併発症も起こりやす

くなり、**長期的にはかえってQOLが悪くなります。**

短時間で余剰な水分を除去しようとすると、透析中の血圧低下や透析後の疲労感も強くなります。また、短時間では老廃物が十分除去できません。透析で十分血液をきれいな状態にすることにより、十分な食事を摂り、栄養を補給することができます。短時間透析（老廃物が十分除去できないこと）を前提として食事量を設定すると、栄養学的に破綻する可能性があります。

患者さんの意思決定権は本人に帰属しており、医療チームはそれに寄り添って最良の医療やケアが行えるように努めるべきですが、安易に透析量を減らすことは好ましくありません。透析量を減らすこと

による利益と不利益を十分説明し、ご理解いただいたうえで透析スケジュールを決めるようにします。標準的な血液透析は週3回、1回4〜5時間です。近年は連日2時間の透析を受けている方や夜間に8時間透析を受けている方もおられます。

注意が必要なのは**どの透析スケジュールのプランも十分な透析量が確保されていることが前提**であり、不十分な透析量で透析を受けることは患者さんの健康を害する可能性があります。ただし、高齢者や認知症患者などの場合には、緩和医療の視点からは透析頻度を減らしたり、時間を短くしたりすることもあります。

Q5 維持血液透析の留意点は何ですか？

A 血液透析患者さんは腎臓の機能がほとんど廃絶しているため、透析が行われない間は血液中に老廃物と余剰な水分が蓄積します。老廃物と余剰の水分を体外に除去できるのは「次の透析」のタイミングになるため、「十分な透析」と「透析間のよい食生活」が不可欠です。また、安定した維持血液透析を続けていくうえで、ドライウェイト（DW）の設定が重要です。DWとは透析後の設定体重を意味し、体液過少および過剰の兆候を最小にできる許容範囲内で、低めの体重に設定します。

解説

血液透析が行われない間の平日の中1日（約44時間）、土日の中2日（約68時間）は食事や生活の営みによって、血液中に老廃物と余剰な水分が蓄積します（図2-6）。腎臓が十分に働いていれば、老廃物と余剰な水分は尿として排泄されますが、透析を受けている方が老廃物と余剰の水分を体外に除去できるのは「次の透析」のタイミングになります。このため、中2日あけたときに、最も心血管病のリスクが高くなり、死亡率も高くなっています。

透析間に身体に蓄積した水分量は透析間の体重の変化で捉え、透析で何リットルの水分を除去するかを判断するために透析後の体重を設定します。この**透析後の設定体重を「ドライウェイト（DW）」と呼び**ます。蓄積した水分は心臓や肺に負担をかけ、高血圧、心不全、肺うっ血などの原因になります。そのため、DWは許容される範囲内の低めの体重を設定します。**DWは患者さんの状態によって適宜設定を変更する必要があります。**心機能、栄養状態などに

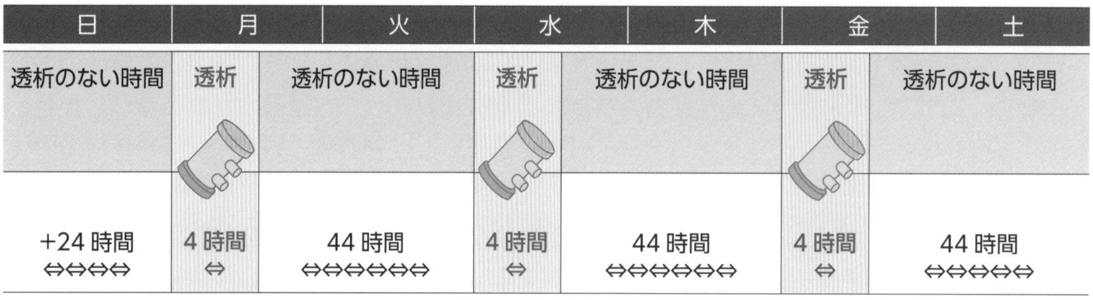

日	月	火	水	木	金	土
透析のない時間	透析	透析のない時間	透析	透析のない時間	透析	透析のない時間
+24 時間 ⇔⇔⇔⇔⇔	4時間 ⇔	44 時間 ⇔⇔⇔⇔⇔⇔	4時間 ⇔	44 時間 ⇔⇔⇔⇔⇔⇔	4時間 ⇔	44 時間 ⇔⇔⇔⇔⇔⇔

図2-6　透析患者の1週間のスケジュール例

よっても影響を受けます。通常、むくみなどの身体所見、透析間の血圧変化、心不全兆候、透析中ないし透析後の血圧低下に関連する随伴症状（透析後半の下肢つり、生あくび、腹痛、欠神、透析後立ち眩み、嗄声など）、胸部レントゲン写真での心臓の大きさなどを参考にし、患者さんと相談しながら決定します。

透析を受けている方の老廃物と余剰な水分は潮の満ち引きのように食事や生活の営みによって蓄積し、透析によって体外に除去されます（図2-7）。「次の透析」までの間に蓄積した老廃物と余剰な水分で健康を害さないためには「十分な透析」と「透析間のよい食生活」が必要です。**透析間の体重増加率はDWの3〜6%未満がよいとされています。**食べすぎても、食べなさすぎても健康にはよくありませ

ん。透析間の体重増加が多すぎると、心不全症状が出現する可能性があります。心不全の症状が出なくても、次の透析での水分の除去量を多くする必要があります。過度な除水は透析中の血圧低下や透析後の疲労感をもたらします。一方、栄養状態が悪くても、透析中の血圧が維持できなくなることがあります。体液過剰の兆候も体液過少の兆候も患者さんの生活の質を低下させます。

医療者は患者さんが健やかに透析生活を送ることができるように最善の透析治療を提供するとともに、カリウム、塩分、水分およびリンの摂取に気をつけながら、1回の透析で除去できる範囲内で十分食事を召し上がっていただくように指導するようにします。

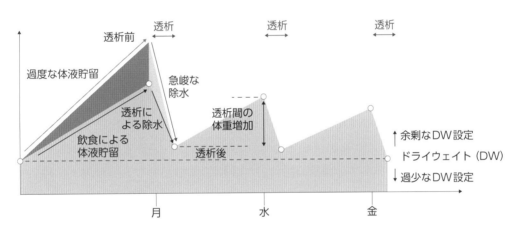

図2-7　透析患者さんのDWと週単位の体液量の変化

小児の場合

　小児では成長について十分な配慮が必要です。成長には十分な栄養摂取が欠かせず、体重あたりの必要エネルギー摂取が多くなります。特に、ミルクが主な栄養源である乳児では成人に比べ体重あたりの水分摂取量が多く、必然的に水分負荷が増えるため、溢水や高血圧に十分気をつけなければなりません。**成長に伴う体格、体重変化のため、頻回にDWを評価し変更することが重要です。**除水速度が過剰な場合（0.2 mL/kg/min以上）、血圧低下に加えて、組織への酸素供給量の低下を示唆する血中乳酸値の上昇やダイアライザーの膜間圧較差（TMP）の上昇に伴う溶血がみられることがあるため注意が必要です。

　長期留置型カテーテルの場合、長期入院が必要となることがあります。**付き添い者のみならず、その家族の負担にも配慮が必要です。また、患児自身のストレスへの対応はもちろんですが、家に残されている兄弟姉妹への支援も大きな課題です。**シャントの場合は、日常生活や学校生活での過ごし方への配慮が必要です。

　また、**小児では年齢ごとに、体格をはじめ心拍、血圧などのバイタルサインの基準値も異なります。**このため安全な血液透析を行うためには**それぞれの年齢ごとのバイタルサインの基準を理解しておく必要があります。**

Q6 在宅血液透析とは何ですか？

A 　在宅血液透析とは自分のライフスタイルに合わせ自分の好きな時間帯に、自宅において患者さん自身で血液透析を行う治療法です。患者さんの自宅に透析を行うための機器を設置して、患者さん自身が回路組立・穿刺・透析中の状態管理・返血等のすべての手技を行い、血液透析を行います。看護師と臨床工学技士は在宅透析の導入時に患者さんを指導し、トレーニング終了後は緊急時のみ必要に応じて訪問します。通院血液透析と同様に、在宅血液透析も健康保険が適用されます。

解説

　在宅血液透析は、実施する医療施設と患者さんとの間で適切な契約書と同意書を取り交わし、**患者さんや介助者の方が、医療施設において十分な教育訓練を受けたうえで、医療施設の指示に従って、患者さんの居宅に設置した透析機器を用いて患者さんの居宅で行う血液透析治療**です。穿刺は自己穿刺を条件としていますが、代行する者は、医師等の有資格者と定められています。

　在宅血液透析は、患者さんの都合に合わせて好きな時間に透析を行うことができるため、通院透析に比べて生活の質（QOL）が高く、社会復帰をするうえでも有利な治療法です。在宅血液透析のスケジュールは、回数や時間に制限はなく、研修時や外来受診時に医師と患者さんが相談して決めます。具体的には、1日おきに各4〜8時間や、週5〜6日各2〜4時間というスケジュールで行う場合が多くなっています（図2-8）。通常の血液透析と異なり、

透析の間隔を中2日あけることがなく、透析の回数や時間を自由に調節できることが最大のメリットです。また1回あたりの透析時間を長くとるために、睡眠時間を利用するオーバーナイト透析も行われています。

　なお、医療者が患者さんの居宅で行う訪問血液透析は、ここでいう在宅血液透析と一線を画すものであり一般的ではありません。

　通院血液透析と同様に、在宅血液透析も健康保険が適用されます。このため、医療費については、「自己負担なし」または「所得に応じた一定額の自己負担（通常1万〜2万円/月）」となります（**第1章8項参照**）。しかしながら、自宅への透析関連機器の設置に関わる準備費用や在宅血液透析開始後の光熱費は患者さんの負担となります（**表2-1**）。在宅血液透析開始後の維持費は、光熱費以外は通常不要です。光熱費は透析を実施する頻度等によって異なります

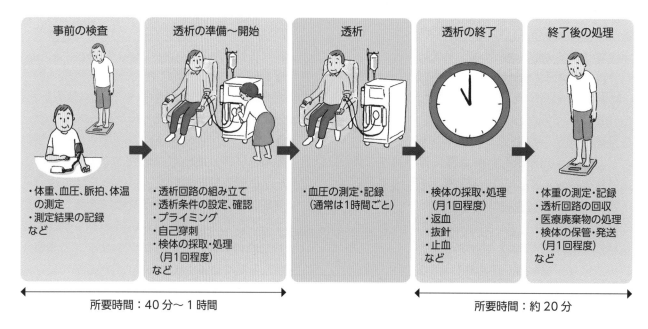

事前の検査	透析の準備〜開始	透析	透析の終了	終了後の処理
・体重、血圧、脈拍、体温の測定 ・測定結果の記録 など	・透析回路の組み立て ・透析条件の設定、確認 ・プライミング ・自己穿刺 ・検体の採取・処理 　（月1回程度） など	・血圧の測定・記録 （通常は1時間ごと）	・検体の採取・処理 　（月1回程度） ・返血 ・抜針 ・止血 など	・体重の測定・記録 ・透析回路の回収 ・医療廃棄物の処理 ・検体の保管・発送 　（月1回程度） など

所要時間：40分〜1時間　　　　　　　　　　　　　　　　所要時間：約20分

図2-8　在宅血液透析の実際の流れ

表 2-1　在宅血液透析設備にかかる準備費用

項 目	金 額	備 考
自宅透析室への給排水路整備	2 万～ 40 万円程度	状況や選択する方法によって大幅に異なる
電源容量の増量	数千円程度	60A 以上が必要
電源コンセントのアース対応化	通常数千～ 1 万円程度	
透析装置専用のブレーカー設置	透析装置専用のブレーカー費用	
水道の圧を調整する弁やポンプの設置	0 ～ 10 万円	水圧によって異なる

が、おおむね在宅血液透析開始前の 1.2 ～ 1.5 倍となるようです。ただし、年 1 回、排水管の高圧洗浄 (1 万～ 2 万円程度) が必要です。

まとめますと、電気水道の初期設置工事費に 34 万円程度、同じく電気水道の維持費で 1 万 5 千円/月程度の負担になります。なお、機器の設置、機器交換、機器の撤去については通常費用はかかりませんが、引っ越し等の患者さんの都合による設置場所移動は、原則として患者さんの費用負担で実施していただくことになります。

Q7 血液透析を始めた後は、就労や就業 (通学・通園) は可能ですか？

A 血液透析を始めた後でも、就労や就業 (通学・通園) は可能ですが、ある程度の制限は必要です。透析治療に必要な時間をしっかり確保できるように、職場や通園・通学先と話し合っておくことが望まれます。

解 説

血液透析は平均すると週 3 回、1 回あたり 4 ～ 5 時間の透析時間が必要な治療法です。さらに透析前後の着替えや透析後の止血、通院時間なども考えなくてはなりません。このような**透析治療に充てなくてはならない時間をしっかり確保したうえで、就労や就業 (通学・通園) をすることは可能**です。日中に血液透析を受ける場合、就労や就業は非透析日あるいは夜間ということになってしまいますが、**現役世代の就労や就業を支援するために夜間透析を行っている施設**があります。夜間透析とは、一般に夕方 5 ～ 6 時に透析施設に来院し、その後 9 ～ 10 時ぐらいまで血液透析を行い、帰宅する方法です。この場合、週 2 ～ 3 回は就労や就業を少し早めに切り上げる必要がありますが、残りの日は血液透析の開始時間を気にすることなく就労や就業ができます。

仕事の種類に関する制限についても考える必要があります。大量の汗をかくような肉体労働は不可能ではありませんが、ドライウェイトを割らないような工夫が必要です。出張が多い仕事も透析時間の確保が困難になりがちです。就労している場合には、職場の上司や同僚と話し合って**透析治療に必要な時間をしっかり確保**する必要があります。

通学・通園上の注意点もいくつかあります。教室の机で授業を受けることは普通にできますが、体育の授業や休み時間に身体を動かす場合、制限が必要です (第 2 章 11 項参照)。特に**シャントのある部位をしっかりと保護**する必要があります。また、学校や幼稚園・保育園にいる時間帯に内服薬を飲まなくてはならない場合もあります。先生に伝えておくことが望まれます。

乳幼児の通園は一般的ではありませんが、**小学生になれば、通学は可能です**。その際大切なことは、健常児と同様に生活することが社会的発達につながることを理解してもらうよう、学校関係者に十分な説明を繰り返し行い、学校関係者・ご家族・医療関係者間の連携を密にすることが重要です。ただし、**血液透析は週3回以上の通院が必要なため、早退、遅刻、欠席が多くなります。**

また、バスキュラーアクセス（内シャント、留置カテーテル）の扱いはとても慎重にしなければなりません。学校でバスキュラーアクセスの損傷や汚染があった場合、ご家族に連絡していただき、対応することが必要です。内シャントの損傷につながるようなことは避け、万が一出血した場合は、ただちに直接圧迫止血および間接圧迫止血を行い、医療機関を受診するように指導します。また、留置カテーテルが汚染した場合は主治医とあらかじめ対策を決めておくように指導します。

Q8 血液透析を始めた後は、日常生活に変化はありますか？

A 血液透析を開始すると、体調管理、食事・飲水、排便、入浴、睡眠、余暇の過ごし方など日常生活のさまざまな場面において、変化が生じます。

解説

毎日シャント音を聞いたり、スリル（シャント部分のふるえ）を確認したりして、**シャントを自分で管理する**ことが大切です。シャントの変化・トラブルを早期に発見することは、継続的に血液透析を受けるうえで非常に重要です。また、よいシャントを維持するためには、**シャントが締め付けられるような服を着ることを避けたり、シャントがあるほうの腕にバッグをかけることを避けたり、シャントがある腕を屈曲して眠ったりしないように心がける**必要があります。

食事・飲水についても制限があります（第2章10項参照）。しかし、適切に減塩できれば口渇感は減少し、飲水量の過多を防ぐことができます。また、飲水の制限に伴って**便秘になりがち**です。自分の生活リズムに合った下剤の種類・量や使用するタイミングを見つけることが肝心です。**入浴（第2章12項参照）や睡眠についても変化が生じます。睡眠については不眠を訴える**ことが多くなります。原因の一つには透析時間中に眠ってしまうことがあげられます。ほかに、かゆみやむずむず足症候群の合併なども多いとされ、不眠の原因となります。また、余暇の過ごし方については、**長期の旅行を計画する場合に注意が必要です**（第2章13項参照）。

透析を行うため、週3日以上の通院が必要となり、登園、登校などの社会生活が大きく変わります。また、透析導入前と比べ、水分や食事管理が大きく変わります。**社会性の獲得や成長発達を妨げないような工夫が必要です。**

Q9　血液透析を始めた後は、予防接種は受けてよいですか？

A　腎不全では免疫能が低下します。感染症に罹患するリスクが上昇するため、アレルギーがないかぎり、予防接種を受けることが推奨されています。ただし、高用量の副腎皮質ステロイドや免疫抑制薬による治療中は生ワクチンを控える必要があります。

解説

腎不全のために血液透析を受けている患者さんは、免疫能が低下しています。**注射薬に対してアレルギーがないかぎり、予防接種を受けることが推奨**されます。特に重要な予防接種は、**インフルエンザワクチン、B型肝炎ワクチン、肺炎球菌ワクチン**です。毎年冬に流行するインフルエンザは、非常に伝播しやすいインフルエンザウイルスが原因です。血液透析は同じスペースで多数の患者さんが同時に治療を受けるため、**1人がインフルエンザに罹患すると集団発生しやすい傾向があります**。集団でインフルエンザワクチン接種を受けるようにします。

B型肝炎は、血液・体液を通じて広がるウイルス感染症です。血液透析は血液を体外で循環させる治療法のため、**血液透析患者さんは一般人に比較してB型肝炎に罹患する確率は高い**と言えます。HBs抗原陰性、HBs抗体陰性であるならば、B型肝炎ワクチンを3回接種することが推奨されます。3回の接種によっても十分な抗体を獲得できなかった場合には、さらに3回の追加接種を行います。

肺炎球菌は市中感染により肺炎を引き起こす細菌です。一般の高齢者には5年ごとに肺炎球菌ワクチンを接種することが推奨されていますが、**血液透析患者さんも高齢者と同様に感染リスクが高いため、高齢でなくても5年ごとの肺炎球菌ワクチン接種が推奨されます**。

このほか予防接種には、小児が受ける麻疹・風疹混合（MR）ワクチン、ジフテリア・百日咳・破傷風混合（DPT）ワクチン、水痘ワクチンなどがありますが、いずれもワクチン接種は可能であり、多くの場合推奨されます。ただし、腎移植後や他の疾患に対して**高用量の副腎皮質ステロイドや免疫抑制薬を使用している場合、生ワクチンは禁忌**です。

小児の場合

年齢ごとに接種しなければならない予防接種が決められており、**健常児と同様のスケジュールを参考にして積極的に接種します**。小児の血液透析患者さんは、低栄養状態や尿毒症症状に起因する低免疫状態にあることが多いため、感染症罹患時には重症化しやすく、ときに死亡原因ともなり得ます。高度な免疫抑制状態でないかぎり、すべての予防接種は健常児と同様に接種可能です。

一般的な予防接種のスケジュールは生後2か月から始まります。その後も小児が行わなければならない予防接種は多く、また接種しなければならない時期も決まっていますが、腎不全となり透析導入となる小児では、決められたスケジュールどおりでの接種が難しいことが多くあります。このため、可能なかぎり接種できるときに接種することが大切です。また、先に予定されることが多い腎移植の準備として予防接種、特に生ワクチンの接種は大切です。

血液透析を始めた後は、食事や飲水はどうなりますか？

A 血液透析導入後も、エネルギー、たんぱく質、食塩、水分、カリウム、リンのそれぞれについて制限が必要となり、基準や推奨事項があります。いくつかの項目では、透析を始める前の制限とは異なるので注意が必要です。

解説

血液透析を始めた後の食事や飲水については、表2-2のような制限があります。透析を始める前の食事や飲水に関する制限とはいくつかの点で異なります。

エネルギー摂取量は体重あたり、30〜35 kcal/日です。これは、一般的な成人のエネルギー摂取量と大きく変わりません。血液透析を受けている患者さんは、痩せていると生命予後が悪くなるため、十分なエネルギーを摂取することが大切です。ただし、エネルギーやたんぱく摂取量を計算するにあたって使用する「体重」は、身長から求めた標準体重[身長 (m) x 身長 (m) x 22 kg]であることに注意が必要です。

透析開始後はアミノ酸が透析によってある程度除去されてしまうため、一般的な成人とほぼ同等の**たんぱく質 (0.9〜1.2 g/kg標準体重/日)を摂取**します。サルコペニアやフレイル予防のためにも、たんぱく質をしっかり摂取します。ただし、たんぱく質摂取量増加に伴う血清リン値の上昇に注意します。

食塩摂取については、血液透析を始める前と同様に1日あたり6 g未満に抑えます。食塩摂取量が多いとのどが渇いてしまうため、水分摂取量が多くなりがちです。薄味で物足りない場合は、レモンやハーブなどで工夫します。また外食が多いと塩分摂取量が多くなりますので、注意が必要です。

水分摂取量は個人の病態により異なり、水分のバランスを考える必要があります (**表2-3**)。慢性腎臓病に対する食事療法基準2014年版 (文献4) では、「水分摂取量をできるだけ少なく」と記載されており、多くの施設では1日あたり「500〜600 mL＋尿量」の水分摂取量が勧められています。しかし、**塩分摂取が多くなれば、水分摂取量は多くなりがちで、塩分を制限せずに水分を制限することは不可能**です。前回の透析終了後から次の透析が始まる前までの体重増加が、中1日の場合ドライウェイト (DW) の3％、中2日の場合DWの6％未満におさまるならば水分 (塩) 摂取量は適切と言えます。1回の透析によってDWまで除水ができる程度に、体重の増加量を考えながら、水分 (塩分) 摂取量を調節します。水分摂取制限を勧めるのは、低ナトリウム血症のある患者さんです。なお**適切に減塩できれば口渇感は減少し、飲水量の過多を防ぐことができま**

表2-2 血液透析を始めた後の食事療法基準

エネルギー (kcal/kg 標準体重 / 日)	30 〜 35
たんぱく質 (g/kg 標準体重 / 日)	0.9 〜 1.2
食塩 (g/ 日)	＜ 6
水分	病態に応じた適切な水分制限が必要だが、塩分摂取量に影響される
カリウム (mg/ 日)	≦ 2000
リン (mg/ 日)	≦ たんぱく質 (g) x15

(文献4より改変引用)

表2-3 透析患者の水分バランス

身体に入る水分	身体から出る水分
●食物に含まれる水分 (1日3食で1100〜1200 mL)	●不感蒸泄 (呼吸や汗) 700〜900 mL/ 日
●代謝水 (食物をエネルギーに変えるときに出る水分) 200〜300 mL/ 日	●便 100 mL/ 日
●飲水量	●尿量＋透析での除水

す。

表2-3からわかるように、飲水量＝（不感蒸泄＋便で排泄される水分）−（食物に含まれる水分＋代謝水）＋尿量＋透析での除水≒尿量＋透析での除水−500（mL）となります。中1日の場合の除水量を2000 mLとすると、1日あたり1000 mLとなるので、飲水量＝尿量＋500 mL程度となります。塩分摂取が多くなる≒水分摂取が多くなる≒除水量が多くなる≒透析により血圧が低下したりしやすくなる、ので注意が必要です。

カリウムの摂取量は1日あたり2000mg以下に抑えます。血液のカリウム値が高くなると生命を脅かす不整脈が生じることがあります。果物や生野菜、芋類などには比較的多くのカリウムが含まれるので摂りすぎは禁物です。葉もの野菜は茹でて、茹で汁を捨てるといった工夫が必要です。また、消化管で吸収される前にカリウムを吸着する薬剤を使用することもあります。透析の際に行われる採血の結果をみて、食事内容や薬剤を調整します。

リン摂取量の基準は、摂取たんぱく質（g）x15 mg/日以下です。標準体重が50 kgの人の場合、675〜900 mg/日以下、標準体重が60 kgの場合、810〜1080 mg/日以下ということになります。一般にたんぱく質を多く摂取するとリン摂取量も多くなります。リンは血管石灰化などを引き起こすため、リンの摂取制限は非常に重要ですが、たんぱく質を十分に摂取しつつリン摂取を制限することは難しい面もあります。**たんぱく質を十分に摂取しながら、リンのコントロールをするためにはリンを吸着する薬剤が必要となる**ことがあります。そのような中で、リン含有量の比較的高い食品（リン／たんぱく質比の高い食品）を知っておくことは大切です（**表2-4**）。リン／たんぱく質比の高い加工食品（ハム、ソーセージ）や乳製品（ヨーグルト、牛乳、チーズ）の摂取過剰に注意します。また、食品添加物には吸収率の高い無機リンが多く含まれています。

表2-4 食品中のリン／たんぱく質比 (mg/g)

＜5	5〜10	10〜15	15〜25	25＜
卵白	鶏もも肉	まぐろ（赤身）	そば	ヨーグルト（無糖）
鶏ひき肉	鶏むね肉	かつお	木綿豆腐	牛乳
	鶏ささみ	鮭	魚肉ソーセージ	プロセスチーズ
	牛もも肉	納豆	ロースハム	
	牛肩ロース	油揚げ	ヨーグルト（加糖）	
	豚ロース	全卵		
	豚もも肉	ウインナー		
	中華めん	米飯		
	ハンバーグ	豆乳		

（文献4より引用）

小児の場合

小児の場合、体重あたりの水分摂取量が多くなりやすく、毎日行う腹膜透析に比べ、透析を行わない日がある血液透析では**塩分制限とともに適切な水分管理が必要**です。また除水にかかる時間が長くなると、その分透析時間が長くなりナトリウム、カリウム、リンなどが必要以上に除去されることになります。このような場合にはこれらの栄養素を制限せず補充する必要があります。**血液透析を受ける小児の食事・飲水については、データに基づいたはっきりとした推奨はありません。**患者さんごとに違いがあるので、血液検査を確認しながら担当医、栄養士などと相談して管理します。**栄養は成長にかかわる大きな因子の一つ**であり、哺乳量低下、経口摂取量の低下が続けば、経鼻経腸栄養が必要な場合もあります。

Q11 血液透析を始めた後は、運動はできますか？

A 血液透析を始めた後でも、運動できます。むしろ、運動をしないと体力が低下してしまうので、運動することが勧められます。

解説

血液透析を受けている患者さんの運動機能は低下しています。一般人に比較して約50％の運動機能という研究報告もあります。身体活動度が低いことが原因の一つと言われています。特に血液透析を受ける日に身体を動かさない患者さんが多いようです。運動をすることで身体活動度の低下を防ぎ、運動耐容能・日常生活動作（ADL）・生活の質（QOL）を改善させることが期待できます。現在のところ、どのような運動をどの程度するのが最も好ましいかについては、一定の見解がありません。しかし、**成人も小児も可能な範囲で運動をすることが推奨**されます。

ただし、一度に多量の汗をかくような運動をすると、ドライウェイトを割ってシャントが閉塞してしまうこともあるので注意が必要です。サッカーやバスケットボールなどでは、対戦相手にシャント部位を掴まれてしまうかもしれません。事前にチームメイトや対戦相手に伝えておく必要があります。バレーボールやドッジボールのようにシャントにボールが当たったりする運動は避けるべきです。また、透析後にプールに入ることも感染防止の観点から避けるようにします。このようにいくつかの注意点はありますが、運動を行うことで身体機能の低下を予防し、さらには改善することが期待されます。

小児の場合

運動は可能です。運動は成長によりよい影響をもたらします。特に保育園、幼稚園、学校で行う運動はほかの児童と協調して行うことが多く、社会性の向上にもつながります。ただし、貧血や骨病変、さらには心機能低下などの合併症に負担にはならないように、運動量の調整は必要です。また、シャントを損傷しないように気をつけます。

Q12 血液透析を始めた後は、入浴はどうなりますか？

A 血液透析後、当日の入浴（温泉を含む）やプール遊泳は原則的に禁止です。

解説

①シャント出血と感染症の予防

血液透析後はシャント穿刺部位の圧迫によって、痂皮（かさぶた）ができて止血されています。**入浴等によりシャント穿刺部位が濡れると、止血部位の痂皮が柔らかくなり、出血する可能性があります**。また、身体を洗う摩擦によっても痂皮が剥がれ落ちる可能性もあります。このため**血液透析後は当日の入浴のみならずシャワー浴でも避けるべきです**。また、浴槽に浸かる場合も注意が必要です。細菌は暖かい環境で繁殖しやすい性質があり、特に公衆浴場、温泉やプールなど複数の人が出入りする風呂場は細菌が外部から持ち込まれ、浴槽やプール内に蓄積しています。自宅の浴室は公衆浴場、温泉やプールなどよりリスクは少ないかもしれませんが、洗浄後の浴槽、入れたての湯でも厳密には細菌が繁殖している環境です。このため**痂皮が脆弱な状態では細菌がシャント穿刺部位から侵入し感染症を起こす可能性があります**。

②血圧変動

血液透析を行っている患者さんに限ったことではありませんが、冬季の入浴中における突然死の最大の原因は、ヒートショックと言われています。ヒー

トショックとは、急激な温度の変化によって血圧が大きく変動することで脳血管障害や心筋梗塞などの重篤な病気をもたらします。また、血液透析後は体液量が低下しており、血圧変動を起こしやすい状態です。このような理由から血液透析後当日の入浴は原則的に禁止とされています。

③入浴時の温度と水量

透析当日以外の入浴は可能ですが、事故を起こさないためにも注意が必要です（表2-5）。入浴時の温度によって自律神経のバランスが変化します。特に42℃以上のお湯に浸かると交感神経が活発になり、心拍数増加、血圧上昇が起こります。そして発汗が促進されるために、血液が濃縮し、粘稠度が上がることで血栓ができやすくなります。発汗促進の目的でサウナに入られる方がいますが、このような理由からお勧めはできません。また湯船に入るということは体に水圧をかける行為です。下半身の血液が水

圧によって押し上げられ、心臓に戻る血液量を増加させるため心臓に負担がかかりやすい状態です。心筋梗塞などの既往がある方、重度の心不全がある方は水量を多くするとより負担がかかるため、首まで浸からず、半身浴もしくは胸までに浸かる程度の水量にとどめる必要があります。

表2-5　入浴時に事故を起こさないための工夫

- 入浴前にアルコールは摂取しない
- 同居家族がいる場合は入浴することを事前に伝える
- 脱衣所は裸になっても寒くないように小型ヒーターや浴室暖房乾燥機などを利用し暖める
- 40〜41℃程度の微温浴で10分程度入浴する
- 水量は首まで浸からず、半身浴もしくは胸までに浸かる程度にとどめる
- 入浴後、シャント肢はシャワーで洗い、水分をよく拭き取る

小児の場合

シャント損傷、感染に気をつければ、透析当日以外は入浴可能です。 しかし、カテーテルが挿入されている場合は不特定多数の人が入る温泉やプールは基本的には入れません。自宅では、主治医の許可がでれば、水分が入らないようにしっかりテーピングをして、シャワー浴を行ってください。

Q13　血液透析を始めた後は、旅行に行けますか？

A　国内旅行、海外旅行のどちらも可能です。旅先のどの透析施設で臨時透析を受けることができるかなど、事前にしっかり計画を立て、充実した旅行をしていただけるようサポートします。以前に比べ、海外で血液透析を受けることができる施設も増えており、海外旅行も行きやすくなっています。旅行会社が透析患者さん用のツアーを提供しており、現地の血液透析施設との連携を生かした企画もあります。

解説

医療者は患者さんや家族とコミュニケーションを取る中で、患者さんがさまざまなことをチャレンジすることを妨げないことも大切です。患者さんのためを思って、旅行に消極的な意見をしてしまうことがありますが、医療者は患者さんや家族から旅行の相談を受けた場合は、面談の時間を取ったうえで、計画を傾聴することが重要です。その内容について、主治医チームや透析スタッフを交え、現実的に可能な行程か、あるいは、先方でお世話にならなければいけない透析施設の状況を確認するなど、事前

調査が重要となります。旅行可能と判断されたときは、旅行開始までに診療情報提供書など透析資料の準備を行い、緊急連絡先などの確認をして送り出します。透析施設の都合（透析日程の変更など）を加味しなければいけない場合もあります。何も検討することなく、すぐに無理ですと答えることは慎むようにします。

海外旅行も国内旅行と基本事項は変わりないですが、医療事情、特に透析費用が日本国内と全く異なるため、相当に下調べをしておく必要があります。

特に現地の駐在者などの援助が得られるかが、鍵となります。観光旅行で訪問されるときは、近年、旅行会社が透析患者さん向けのツアーも企画されており、上手に活用することも有効となります。

小児の場合

小児でも**旅行は可能です**。ただし、小児の血液透析を行うことができる施設は限られるので、滞在先または渡航先の施設をしっかり確保して、主治医と連携をとるようにします。

Q14 血液透析を始めた後は、妊娠・出産する場合の注意点は何ですか？

A 血液透析を受けられている方が妊娠・出産する場合には治療に際して特別の対応が必要となることがあります。そのため、妊娠・出産のご希望がある場合、まずは医療スタッフに相談するように伝えます。また既に妊娠されている場合は、可能なかぎり早急に対応をとるようにします。

解説

透析医療の進歩に伴い、透析患者さんが妊娠・出産するケースが増加してきています。しかしながら、依然として**透析を受けていない方に比べて、流早産となる可能性や母体・胎児へのリスクは高いままです（第1章6項参照）**。少しでも安全に妊娠を継続するために、透析患者さんが妊娠した場合には表2-6のような特別な対応が必要となる場合があります。事前の対応が必要な事項もあり、そのため**可能であれば計画妊娠とすることが望ましく、妊娠を希望される場合は一度医療スタッフにご相談をしていただく**のが、安全な妊娠への第一歩です。また**既に妊娠されている場合には早急な対応が必要**となります。血液透析を受けられている患者さんが妊娠した場合、特別に必要となる主な対応を以下に記載します。

表2-6 透析患者が妊娠した場合における注意・変更点

- 透析時間、回数の延長
- 体重・血圧管理の徹底
- 薬剤の中止・変更
- 貧血の管理の徹底
- 抗凝固薬の変更
- レントゲン撮影（放射線被曝）の回避
- 適切な栄養管理
- 高次医療機関への転医

①十分かつ安全な透析（透析時間延長、回数増加）

現在まで得られている知見から、母胎に対して十分な透析が得られていることが良好な妊娠を継続する上で非常に大切であることがわかっています。したがって、出産までは**週あたりの透析時間を延長する**必要があります。また、**母胎の血圧が下がると、胎盤の血流も低下してしまい、妊娠経過や胎児の予後に影響を与えます**。そのため、**週あたりの透析回数を増やし、透析間での体重増加を抑制する**ことで、血圧が低下するリスクを減らします。こういった観点から、一般的に**透析前のBUNを50 mg/dL未満を目標に、透析時間は20時間／週以上行う**ことが推奨されています。なお、在宅血液透析ではこれらの目標を達成しやすく、妊娠週数の延長や生児を得る割合の向上、および正常分娩の比率が高いことなどが海外から報告されています。

②適切な体重・血圧のコントロール

安定した在胎期間を得るために、**体重と血圧のコントロールはとても大切**です。通常は適正体重（ドライウェイト：DW）の設定には、胸部レントゲンなどを参考にしますが、**妊娠中は胎児への被曝の影響から、レントゲン撮影が難しい状況**となります。また、**胎児の発達・成長に併せて母胎のDWも適宜変更していく必要があり**、設定はより難しくなります。特に胎児の成長が加速する妊娠中期以降では、適切に胎児の体重を評価しDWの調整を行う必要が

あるため、**透析患者さんの妊娠に豊富な経験と知識を持つ高次医療施設での治療となる場合も多く**、状況によっては入院下で出産まで透析を継続する場合もあります。血圧のコントロールに関しても適切なDWの管理が重要になりますが、降圧薬を使用する場合がほとんどです。この際、**妊娠中に使用可能な降圧薬（表 2-7）はやや限定されるため、場合によっては降圧薬の中止・変更が必要になる**ことがあります。

③薬剤

透析を受けられている患者さんは多様な理由から、さまざまな薬剤を服用されていますが、**一部の薬剤は胎児の発達に影響（催奇形性）を与えます**。そのような薬剤としてはアンジオテンシン変換酵素阻害薬やアンジオテンシンⅡ受容体拮抗薬（ARB）があり、透析患者さんでの使用頻度も比較的高いものとなっています。また腎不全の原因となった疾患等に使用している免疫抑制薬などでも同様な場合があります。こういった薬剤を内服している場合は**計画**

妊娠であれば事前に中止・他剤への変更を行います。また妊娠が発覚した場合には、早急な中止が必要となります。さらに出産後、**授乳期間中に使用を控える薬剤もあります。**

表 2-7　妊娠中に使用可能な降圧薬

種　類	一般名
内服薬	
中枢性交感神経抑制薬	メチルドパ
$\alpha\beta$ 遮断薬	ラベタロール
血管拡張薬	ヒドララジン
Ca 拮抗薬	徐放性ニフェジピン（妊娠 20 週以降）
点滴薬	
Ca 拮抗薬	ニカルジピン
血管拡張薬	ヒドララジン
硝酸薬	ニトログリセリン

（文献 5 より改変引用）

Q15　血液透析の合併症にはどのようなものがありますか？

A　慢性腎不全の合併症として、腎性貧血、CKD-MBD（慢性腎臓病に伴う骨ミネラル代謝異常）、心血管疾患、感染症、かゆみなどがあります。導入期、維持期、長期で好発疾患が異なります。血液透析特有の早期合併症として、不均衡症候群・血圧変動（低血圧もしくは高血圧）・出血合併症・バスキュラーアクセス不全・筋痙攣などがあります。長期合併症では、透析アミロイドーシス、多嚢胞化萎縮腎などが加わります。

解説

慢性腎不全は透析療法を開始する前の時期からさまざまな合併症があります。腎性貧血、CKD-MBD（CKDに伴う骨ミネラル代謝異常）、心血管疾患、感染症、かゆみなどは透析療法を開始した後も合併します。CKD-MBDは骨の異常だけでなく、血管石灰化をきたして、生命予後にも深刻な影響を及ぼします。これらの合併症に対して治療や予防を行います。これらは血液透析と腹膜透析で大きな違いはありませんが、血液透析に特有の合併症もあります（表 2-8）。

①不均衡症候群

透析を新たに始める時期に起こりうる合併症です。透析終了後から、頭痛や嘔気・嘔吐、痙攣などの症状が出ることがあります。通常、症状は一時的

で、数時間程度で回復します。原因としては、血液中の血液から老廃物が取り除かれることで、脳細胞の内と外での老廃物のバランスが崩れて、症状が出現すると考えられています。透析を何回か続けていくことで身体が慣れていき、その後は出現しなくなります。予防としては、慣れるまでは老廃物の除去を少なくする、細胞内外のバランスを取る薬を透析中に使う、などで対応します。治療としては、頻回に短時間で透析を行うようにします。

②血圧変動

腎機能が低下すると、水分貯留傾向になり、血圧は高くなります。血液透析では余分になった水分を除去することにより血圧を低下させますが、除去する水分量が多い場合、血圧が過度に下がることがあ

ります。急に血圧が下がりすぎると、生あくびや嘔気、胸の痛み、意識消失やこむら返りなどが出現することがあります。糖尿病による自律神経障害が強い患者さんではさらに症状が出やすくなります。

血圧変動に対しては、適切な透析後体重（ドライウェイト）の設定や降圧薬で調整を行います。また、血圧低下に対しては、必要な水分除去量を少なくすることで予防できるため、日々の塩分と水分の制限が大切です。

③出血合併症

血液透析を行う際は、血液を固まらせないようにする抗凝固薬を投与しています。通常使用されるヘパリンの作用時間は数時間から半日程度になるため、胃潰瘍による消化管出血などがある場合、それらが悪化する可能性があります。明らかな出血源がある場合には、より作用時間が短い抗凝固薬へ一時的に変更します。

④バスキュラーアクセス不全

血液透析を行うために、バスキュラーアクセスが必要です。内シャントや留置カテーテルなどが主に用いられます。安定した血液透析のためには、これらの血液の流れが安定していることが必要です。治療を続けていく中で、血管が狭くなってしまったり、血の塊（血栓）などで詰まってしまったりして、流れが悪くなると透析ができなくなります。治療としては、内シャントの再手術やカテーテルによる血管形成術、カテーテルの再挿入などを行います。

⑤筋痙攣

いわゆる「筋肉のつり」のことで、足や手のほか、お腹などにも出ることがあります。透析の最中や、透析後に起きることが多く、特に透析での水分除去が多い場合や、血圧低下に伴って起こることがあり

ます。予防としては、透析での水分除去を少なくするために、水分や塩分を控えるなどで、透析間の体重増加を抑えます。

⑥透析アミロイドーシス

老廃物である $\beta 2$ ミクログロブリンというタンパク質は、血液透析で除去されにくいため、徐々に体内に蓄積します。この $\beta 2$ ミクログロブリンはアミロイドという物質に変化し、手足の関節や骨などに蓄積し、痛みや運動障害などの症状をきたすことがあります。透析アミロイドーシスの予防として、$\beta 2$ ミクログロブリンの除去効率を高めるため、透析の方法を工夫したり、アミロイドーシスを発症してしまった場合には、$\beta 2$ ミクログロブリンを直接取り除くような特殊な治療を行うこともあります。

⑦多嚢胞化萎縮腎

透析を長期間続けていく中で腎臓は小さくなっていきますが、液体成分を含んだ嚢胞が複数発生することがあります。多くの場合、自覚症状はありませんが、まれに嚢胞が大きくなったり、出血したりすることがあります。また、腎臓の癌が発生する可能性もあります。定期的に超音波検査やCT検査で腎臓の状態を確認するようにします。

⑧かゆみ

透析患者さんの約70％にみられる合併症で、そのうち、30～40％程度の患者さんは強いかゆみがあり、睡眠障害や抑うつ状態をきたすこともあります。尿毒素がかゆみの原因にもなりますが、透析患者さんの乾燥肌も原因の一つです。十分な透析とともに、スキンケアも重要です。最近では、中枢神経系に働きかけて、かゆみを抑える薬も使用できるようになりました。

表2-8 血液透析に特有の合併症

血液透析に特有の合併症	
早期から起こりうる合併症	不均衡症候群 血圧変動（低血圧もしくは高血圧） 出血合併症 バスキュラーアクセス不全 腎性貧血 筋痙攣 かゆみ
長期間続けた後に起こりうる合併症	透析アミロイドーシス 多嚢胞化萎縮腎 腎性貧血 CKD-MBD（CKDに伴う骨ミネラル代謝異常） 心血管疾患 感染症 かゆみ

小児の場合

小児も成人と同様にシャント作製による上肢手指の腫脹やスチール症候群があります。さらに小児では循環血液量が少ないため、シャント流量にとられる血液量の割合が多くなり心不全になりやすくなります。

バスキュラーアクセスの汚染から生じる感染症も重要です。シャントやカテーテルの固定のための、テープかぶれなどからかゆみが生じ、それを無意識に掻くことにより感染が生じることもあります。シャント感染やカテーテル感染からの敗血症は生命予後を左右する合併症です。

また、小児透析患者の最大の死因は心血管系障害であり、溢水およびそれに起因する高血圧が大きな問題になります。

Q16 血液透析を始めた後は、どのような症状のときに、病院に連絡すればよいですか？

A　呼吸困難は心不全が原因で起こる場合もあります。また、発熱や疼痛を伴う感染症はときに急激な全身状態の悪化につながり、危険な状況に至ることもあります。このような症状があれば、速やかな透析施設や透析導入病院への相談が必要です。また、シャントトラブル（狭窄、閉塞、出血、感染）も頻度が高く、ふだんから聴診器でシャント音を確認するなどの習慣をつけ、少しでも異常があれば透析施設のスタッフと相談するように伝えます。

解説

血液透析を始めると、さまざまな合併症を起こすことがあります（第2章15項参照）。下記のような症状が出た場合に、緊急対応をどうするのか、日頃から患者さんや家族に話しておきます。特に心不全と感染症は致死的であり、透析患者さんの死亡原因の上位にあるため、注意が必要です。また、シャントトラブルも頻度が高いため、普段から聴診器でシャント音を確認する習慣をつけるように指導します。

①心不全

心不全では「肺うっ血」や「浮腫」の症状が出現します。**「肺うっ血」では、肺に水分がたまり、咳や痰、呼吸困難感が出現します**。この症状は臥位（寝ている状態）で悪化し、坐位（座った状態）で改善することがあり、座った状態でしか呼吸困難が軽減しない「起座呼吸」という特徴的な症状を起こすことがあります。また、**「浮腫」では、体重が増加し、全身、特に下肢にむくみが出現します**。透析患者さんでは、**水分と塩分の過剰摂取**によるものが多いです。水分と塩分がたまると循環血液量が増え、心臓の仕事が増えます。これが持続すると、心不全状態となります。**特に体重管理と塩分管理が大切**です。体重管理は透析間隔が中2日で体重増加を6％未満に抑えることを目標とします（第2章5項参照）。

②感染症

腎機能が悪くなると**免疫力が低下し、感染症にかかりやすい**ことが知られています。透析病院やクリニックで感染症患者さんに接する機会が多くなります。特に呼吸器感染症が多く、発熱、咳、痰、呼吸困難が出現した際にはすみやかに医療機関を受診するように指導します。また、インフルエンザワクチンや肺炎球菌ワクチンを接種することが推奨されています（第2章9項参照）。日頃から手指衛生やマスクをすることも大切です。

③シャント狭窄・閉塞

シャント狭窄・閉塞によく遭遇する合併症です。シャント狭窄は吻合部の直上や直後、穿刺部、血管が急にカーブするところに発生する乱流によってできた血管内皮の肥厚で発症します。狭窄した部位は、血圧低下時などに血栓ができ、閉塞することがあります。シャントトラブルはいずれも透析施設のスタッフが血液透析の際に気づくことが多いですが、いずれのトラブルも**日頃から透析患者さん自身が注意することが早期発見に重要です**。シャントに

触れて、スリル（血流による細かい震え）がいつもと同じかどうかを確認するように指導します。また、聴診器でシャント音（正常は低いゴーゴーという連続音、狭窄では高いシャンシャンという小さい断続音、閉塞では無音）を聴く習慣をつけるように指導します。**（第2章2項参照）**

小児の場合

成人の場合とほとんどが同様です。シャントからの出血があれば、一刻も早く病院に駆けつける必要があります。また、血液透析では透析を行っていない日がありますので、その日やその翌日には溢水になりやすくなります。溢水になり高血圧による頭痛や意識障害などの症状を認めた場合やさらに呼吸困難が出現した場合は、すぐにかかりつけの医療機関と連絡を取って受診することが必要です。

第3章

腹膜透析の選択

腹膜透析とはどのような治療法ですか？

A お腹の中に透析液を入れ、一定時間ためた後に外に出すことで、血液中の尿毒素や余分な水分を取り除く治療法です。透析液の出し入れをするために、お腹にカテーテルを入れる手術をします。自宅で行う治療で、1日数回の透析液の出し入れをする方法（CAPD）と、夜間に機械を使って透析液の入れ替えを行う方法（APD）があります。自分の腹膜を利用して緩やかな透析を行うため、血圧が下がらず心臓への負担が少ないのが特徴です。月に1～2回程度の通院が必要です。

解説

腹膜透析は、自分のお腹にある腹膜を利用して、尿毒素や余分な水分を除去する治療法です。腹膜に囲まれた袋状の腹腔に透析液を入れ、血液中の尿毒素や余分な水分を透析液に移行させます。それを通常1日数回入れ替えることによって尿毒素や余分な水分を除去する治療法です（図3-1）。腹膜透析では自身の腹膜を介して24時間連続した緩徐な透析を行います。そのため循環動態は安定しており、心臓への負担が少ないのが特徴です。

腹膜透析には1日数回、**自身で透析液バッグを交換するCAPD**（Continuous Ambulatory Peritoneal Dialysis）**と、自動腹膜灌流装置を用いて夜間就寝中に自動的に透析液を交換するAPD**（Automated Peritoneal Dialysis）という方法があります。わが国でAPDは40％程度の患者さんで行われています。

一般に1回に1.5～2Lの腹膜透析液を腹腔内に入れます。4～6時間ほど貯留した後に排液し、新しい透析液を入れるという操作を1日に2～4回繰り返します。残存腎機能（尿量）のある導入期には1日2～3回の透析液交換で十分な透析量を確保することも可能です（incremental PD）。透析液を貯留している間も比較的自由な日常生活を行うことができますので、在宅透析で高い生活の質（QOL）が得られます。

腹膜透析液に含まれるブドウ糖が浸透圧物質として働き、血液と透析液との浸透圧勾配により水分の除去（除水）を行います（図3-2）。拡散により尿毒素が除去されます。ブドウ糖濃度の違いにより通常液（ブドウ糖濃度1.5％）や高張液（同2.5％）を使用します。ブドウ糖は体内に吸収されるので、長時間貯留していると除水能が徐々に低下しますが、体内に吸収されないグルコースポリマー（イコデキストリン）を浸透圧物質として用いることにより浸透圧勾配を長時間維持させる除水能に優れた透析液もあります。

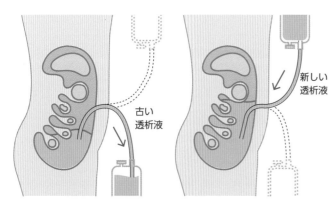

図3-1 腹膜透析の透析液バッグ交換（左：排液、右：注液）
（文献2より引用）

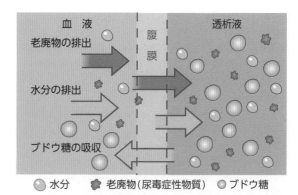

図3-2 腹膜透析の原理：水分と老廃物（尿毒素）の除去

浸透圧の低い血液から、浸透圧の高い透析液に水が移動します（浸透圧勾配）。血液中に存在する濃度の高い尿毒素は濃度の低い透析液に拡散により広がっていきます。（文献2より引用）

Q2 腹膜透析を始めるには、どのような準備が必要ですか？

A 透析液を出し入れするための腹膜透析カテーテル (チューブ)をお腹の中に埋め込む手術が必要となります。あらかじめ透析液のバッグ交換や接続方法、カテーテル出口部ケアの方法などについても理解し、事前に練習しておいたりすると治療開始がスムーズです。

解説

腹腔内にカテーテル留置を行い、皮下を通して出口部を作製します (図 3-3)。カテーテルは皮膚の下を通り (皮下トンネル)、出口部から体外に出します。お腹の中からカテーテルを皮下に埋没したまま、**出口部を作らずにしばらくの間置いておき、腹膜透析を始めるときに、カテーテルを皮下から取り出して出口部を作製するSMAP法** (段階的腹膜透析導入法、Stepwise initiation of PD using Moncrief And Popovich technique) (第3章3項参照)もあります。また、カテーテルを挿入して出口部を作製した後、一定の期間をおいて出口部が安定してから腹膜透析を導入するSPIED法 (Short-term Peritoneal dialysis Induction and Education technique)も可能です。カテーテル出口部の作製後は、出口部お

よび周囲を清潔に保ち、感染予防に努めることが重要です。

カテーテルと透析液バッグの接続方法については手動式と機械式があります。透析液のバッグ交換の方法や、接続方法について理解しておき、可能なら事前に練習しておくようにします。また、**バッグ交換の前には手洗いをして清潔な環境で行いますので、清潔 (消毒や滅菌により細菌などがいなくなった状態)と不潔 (細菌などがいるかもしれない状態)の概念について理解しておく**ことが必要です。また、**自宅にバッグ交換のできる専用の部屋を準備 (第3章8項参照)** しておきます。**適切な出口部ケアの方法を理解**し、出口部の作製後についても実際にイメージできるように準備しておきます。

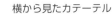

横から見たカテーテル　　前から見たカテーテル

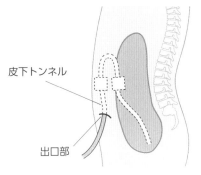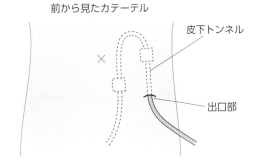

皮下トンネル
出口部

皮下トンネル
出口部

図 3-3　腹膜透析カテーテルを埋め込む手術

小児の場合

多くの患児がAPDを選択します。APDを選択する場合には、腹膜透析機材を設置するベッド周りのスペースおよび物品の保管場所などの自宅の環境整備 (**第3章8項参照**)や公的支援 (**第3章4項参照**)などの準備をすることが必要です。そのうえで、**学校・幼稚園・保育園など教育の場との情報共有も必須**となります。透析手技・管理を保護者が行うため、透析管理などの家庭内での役割分担やサポート体制などを確認しておくと、導入後の日常生活への移行がスムーズ

になります。腹膜透析を一生涯にわたって継続することはできませんので、どのようなプランで次の腎代替療法 (血液透析、腎移植)に移行するか、長期的な計画を家族を含めたチームで相談・共有しておきます。

腹膜透析の挿入の妨げとなる合併症 (**第3章6項参照**)の有無も精査します。小児は年齢により体格に大きな差がありますので、**体格に応じた長さの腹膜透析カテーテルの準備が必要となります**。

A 腎代替療法の説明のうえ、腹膜透析を選択した場合、腹膜透析カテーテル挿入術を行う時期 (eGFR 10 mL/min/1.73m² 未満が目安) について患者さんと相談しながら、決めていきます。

解説

腹膜透析を選択された場合には、腹膜透析カテーテル挿入術を行う時期について患者さんと相談しながら、具体的な準備を進めていきます。腹膜透析カテーテル挿入を行う時期としては、**腎代替療法が必要な時期に入院してカテーテル挿入術を行い、そのまま腹膜透析を開始する方法 (SPIED法)** と、尿毒症による臨床症状が出現する前に**あらかじめ腹膜透析カテーテルの挿入と皮下への埋め込み手術をしてお**き、腎代替療法が必要な時期に入院してカテーテルを皮下から取り出して出口部を作製する方法 **(SMAP法)** があります (表3-1)。SMAP法を用いることにより、段階的な腹膜透析の導入が可能となります。長期間のカテーテル埋没も可能であり、そのこと自体が大きな問題になることはないと考えられています。

表 3-1 SMAP 法の利点と欠点

利　点	欠　点
1. 腹膜透析の計画的な導入が可能となる 2. カテーテルを埋没するのでカテーテル管理の必要がない 3. カテーテルの種類を選ばない 4. カテーテルの留置・埋没は容易・安全である 5. 長期間のカテーテル埋没も可能である 6. 集中的な十分な患者教育が計画可能である 7. 適正な時期に腹膜透析が開始できる 8. 腹膜透析が迅速に開始できる 9. 十分な量の透析量が短時間に得られる 10. 透析液のリークの危険性がない 11. カテーテル感染症が少ない 12. 入院期間が短い	1. カテーテル埋没後の腹腔内情報が得られない 2. 2回の手術が必要 3. 埋没後および出口形成術後の創管理が在宅で必要 4. SMAP留置術の時点では、Cr値が身体障害者1級の基準に達していないことがある

(文献 6 より改変引用)

小児の場合

第1章1項に示されているような腎不全症状が出現したとき、もしくはGFRが持続的に 10 mL/min/1.73m² 未満に低下したとき、適切な栄養を摂取するとBUN 100 mg/dL以上になるときなどが腹膜透析を開始する基準となりますが、**成長障害や活気も大切な目安**であり、総合的に判断し、腹膜透析を開始する時期を判断します。

腹膜透析を開始する2～3ヵ月前には自宅、公的支援などの環境整備 (第3章2項)を開始します。また、少なくとも腹膜透析を開始する2週間以上前に腹膜透析カテーテルを挿入する手術を行います。 緊急で腹膜透析を開始する必要がある場合には、手術当日から開始することが可能ですが、リーク (液漏れ) 予防のために液量を通常治療量の半分から開始し、2～3日ごとに増量させるとともに、透析中はベッド上臥位安静を保ちます。また、緊急で始めたい場合でも、手術当日より翌日から開始するほうが、リークの可能性を減らすことができます。小児でもSMAP法で導入する施設もあります。

Q4 腹膜透析の治療費、自己負担や公的支援はどうなっていますか？

A 腹膜透析の治療費は、血液透析と同様、公的支援により自己負担は軽減されます。また、透析液の加温器に対しても公的助成が行われています。介護が必要な腹膜透析患者さんは訪問看護サービスを受けることも可能です。

解説

健康保険と**障害者医療費助成制度、高額療養費制度（特定疾患療養受療証）により、医療費自己負担は1万〜2万円程度まで軽減**されます（図3-4）。なお、これらの控除対象はあくまで医薬品・医療品として保険診療でカバーされるものが対象です。入浴用の備品、皮膚保護用のクリームなどは自己負担となります。**自立支援医療（更生医療）により、腹膜透析バッグ加温器を「日常生活用具」として助成金を受給**できます。介護保険制度による患者支援として、要介護認定を受ければ訪問看護サービスなどの介護保険サービスを受けることができます。この場合、主治医が作成する**「訪問看護指示書」に基づいて訪問看護師が患者さんの状態や腹膜透析の実施状況を確認し、さらに、入浴指導、栄養指導、出口部ケアを行います**。また、訪問の際に透析バッグの交換を依頼することも可能です。ただし、介護保険を利用する場合は自己負担が発生し、また介護認定レベルにより利用できる時間・回数も違ってきます。

在宅治療ができなくなった場合、専門施設に入居して腹膜透析を継続することは可能です。ただし、入居先で**腹膜透析の管理を行うことが可能な施設は、現時点では「介護医療院」と「有料老人ホーム（介護付）」の二つに限られます**。前者には医師・看護師が常勤しており、これら医療スタッフにより腹膜透析を継続することができます。後者では規定数の介護職員・看護職員が配備されており、職員により腹膜透析を継続することが可能であり、また、入居後も訪問診療・看護を受けることができます。しかし、いずれの場合も、費用面での自己負担は少なくありません。

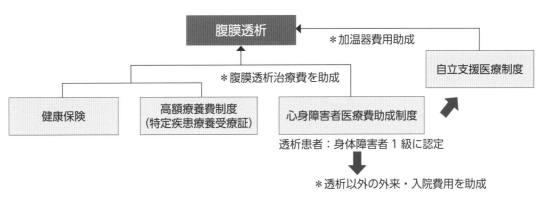

図3-4　腹膜透析医療費の患者自己負担を軽減する公的支援

小児の場合

小児慢性特定疾病は、透析を開始することで重症患者認定を得ることができます。重症患者認定を得ることで、所得にもよりますが、自己負担額の上限がそれまでの1/2〜2/3となります。また、**第1章7、8項**に記載されている**身体障害者手帳1級**を取得することで、腎臓病以外の医療に関しても医療費助成（障害者医療費助成制度）が得られるとともに、交通機関の優遇や税の減免なども得られます。

また**手当としては、国の制度として障害児福祉手当、特別児童扶養手当**が、地域の制度（例：東京都）として児童育成手当（育成手当）、重度心身障害児手当があります。各手当には細かい適応や所得による制限などがありますので、各病院の医療ソーシャルワーカー（MSW）の方や各自治体の福祉保健局の方と取得適応を確認します。

A CKDステージ5で、内科的治療だけでは体内環境を十分に調整できなくなった患者さんが腹膜透析の適応となりますが、腹腔内への透析液の注排液が困難な患者さんなどは慎重な検討が必要となります。患者さん個々の性格、治療環境、医学的な要因により腹膜透析の適応を判断します。

解説

腹膜透析は残腎機能（尿量）に依存している面が大きい治療法であり、**残腎機能の有無は安定した治療を継続するうえで大きな影響を及ぼします。**残腎機能が保持されている方は腹膜透析のよい適応となります。『腹膜透析ガイドライン』**(文献6)**でもeGFRが6.0 mL/min/1.73m^{2}以下になる前に腹膜透析の導入を推奨しています。

①腹膜透析導入に際して慎重な検討を必要とする疾患・状態（表3-2A）

腹腔内癒着のために透析液の注排液が物理的に困難な場合、注液による腹圧上昇で問題が発生する可能性がある場合、腹壁や腸管壁に構造的・解剖学的に異常がある場合、透析液の重量負荷により体の関節に支障が出る可能性がある場合、人工肛門、胃瘻が設置されている場合、また重度な精神障害の場合、家族の反対が強い場合では腹膜透析の開始を慎重に検討します。

②腹膜透析が適した患者さん・適さない患者さんの関連要因（表3-2 B、C）

基本的に**腹膜透析は自己管理透析であることから、これを実施・遂行できる能力や意思、衛生面や**社会的環境が患者（あるいは患者家族）に備わっているか否かは重要なポイントです。積極的に家庭・社会復帰を指向しているか、強い意志があるか、家族の同意があるかは治療継続に大きな影響を及ぼします。また、食事療法（特に減塩）、服薬、適切な手技操作、体重や血圧測定などを継続して遵守できることは安定した腹膜透析を継続するための基本です。これらを満たす方が腹膜透析のよい適応と言えます。保存期の外来治療の状況や複数の医療者からの意見も参考にしますが、患者さんの意思や性格（几帳面さ）、コンプライアンスといった特性を判断することは容易ではありません。当初は性格的に難しいと判断した患者さんでも、良好な管理が得られる場合もあります。

腹膜透析は持続的かつ緩徐に行う治療であるため、大きな血圧変動をきたすことがありません。また、バスキュラーアクセスを設置する必要はないので、**心血管障害が高度で血液透析が困難な例、血管が細いためバスキュラーアクセス作製が困難な例などは、腹膜透析のよい適応**となります。

体力が著しく低下した高齢患者さんでは、定期的

表3-2 腹膜透析の導入に際して検討するべき疾患・腹膜透析が適した患者・状態・病態

A. 腹膜透析導入に際して慎重な検討を必要とする疾患・状態	B. 腹膜透析が適した患者・環境	C. 腹膜透析が適した病態・状態
腹膜の高度な癒着	十分な自己管理能力	残腎機能あり
腹壁ヘルニア	社会復帰指向	血液透析バスキュラーアクセス不良
著しい換気障害	強い意志	透析困難症（血液透析）
横隔膜欠損	高いコンプライアンス	重度の心不全
腸管憩室炎	治療を受け入れる社会・家庭環境	
腰痛・椎間板ヘルニア	高齢者（QOL重視）	
人工肛門造設	小児（就学）	
胃瘻造設	乳幼児	
精神障害		
家族の強い反対		

な血液透析施設への通院が大きな負担となります。自宅療養で患者さんの高い生活の質（QOL）や満足度を維持するために、自己管理が困難な高齢者でも**家族などの介護者にて透析液バッグ交換を行うことが可能です**（PDラストと言われます）。家族などの介護者、在宅環境などの条件が整っているのであれば、腹膜透析はよい適応となります。この場合、介護者は、患者さんに替わって腹膜透析の教育（手技を含む）を受けてもらう必要があります。

以前は腹膜透析液には高濃度のブドウ糖が含有されているため、糖尿病患者さんでは血糖管理面などさまざまな問題があると考えられていましたが、現時点では糖尿病患者さんも腹膜透析の適応には大きな問題はありません。

小児の場合

基本的に、すべての小児腎不全患者さんが腹膜透析のよい適応です。特に新生児や体格の小さい乳幼児は、血液透析（体重20kg以上が好ましい）、腎移植（身長85〜90cm以上が好ましい）を行うことが手技的に困難ですので、腹膜透析の絶対的な適応となります。学校・幼稚園・保育園生活と透析療法を両立させるために、連日自宅で治療可能な腹膜透析は適しています。

ただし、**腹部疾患の存在、腹腔内スペースの不足、腹膜透析を行える介護者・家族がいない場**合は、腹膜透析は適していません。絶対的な禁忌として臍帯ヘルニア、横隔膜ヘルニア、消化管の損傷や腹膜の広範な癒着などがあります。一方、胃瘻やストーマ、膀胱皮膚瘻があっても、出口部の場所や保護方法を工夫することで腹膜透析を行うことができます。

また小児の場合、治療の大部分が両親により管理されるため、保護者の精神的・肉体的負荷が大きく、患児のみならず両親への支援が必要になります。

Q6 合併症（視力障害、リウマチ、心臓病、がんなど）があっても腹膜透析を受けることができますか？

A 特殊な合併症がある患者さんを除き、視力障害、筋力低下、手の関節障害、心臓病、がんなどの合併症があっても、腹膜透析を受けることは可能です。ただし、治療を受けるに際しては、患者さんへの利点と負担を勘案して適応を判断します。

解説

①視力障害・手指の運動障害

腹膜透析のバッグ交換やチューブ接続は手動で行うシステムと、無菌的に機械で行うシステム（自動接続方式）があります。**機械を用いれば、視力障害や関節リウマチなどで手に運動障害がある患者さんでも腹膜透析を安全に行うことができます。**機器には音声ガイドが装備されているものもあり、患者負担が軽減されます。また、全盲の患者さんが完全に自立して腹膜透析を行っているという報告もあります。

②心臓病

心臓病を持つ透析患者さんでは、体内の水分貯留が心臓に負担となりますが、腹膜透析による除水は連続的かつ緩徐に行われるため、循環動態に対する影響が少ないのが特長です。このような利点を持つ**腹膜透析は、適切に除水管理を行えれば、心臓病患者さんにとって利点がある**と考えられています。

③がん

腹膜透析カテーテルを挿入する手術を安全に行える、腹膜癒着がなく透析液を注排液できるなど、**腹膜透析を実施可能な条件がそろっていれば、がん患者さんであっても腹膜透析を受けることは可能**です。高度の腹水を伴う例で緩和ケアとして腹膜透析が行われることもあります。ただし、**予後が限定されている末期がんに腹膜透析を開始するのは患者さんへの利点と負担を勘案して慎重に判断します。**

Q7 腹膜透析を始めた後の生活や仕事はどうなりますか？

A 仕事や家事、趣味などに支障がないように腹膜透析のメニューを決めることができるため、生活の質を保ちやすいのが特徴です。腎代替療法を選択する際にライフスタイルを調査し、腹膜透析メニューを含めたプランを立てます。工夫次第で仕事中や外出中に腹膜透析のバッグ交換をすることも可能です。

解説

①ライフスタイルの調査

シェアードデシジョンメイキング（共同意思決定：SDM、**第1章13項参照**）の際に、腎臓病SDM推進協会で配布している冊子などを用いてライフスタイルを調査します。1週間の予定をシュミレーションし、その予定に腹膜透析メニューをどのように当てはめられるかを患者さんと相談します（図3-5、3-6）。

長時間貯留になる時間帯は2.5％ブドウ糖透析液やイコデキストリン透析液（**第3章1項参照**）を用いて、除水量を調節します。尿量が保たれている導入初期は2～3時間の貯留を1日2回行い、仕事中は腹腔内を空にすることも可能です。しかしながら、最終的なメニューは腹膜透析導入前までに決定することは困難なことが多く、実際に腹膜透析を導入した後に、除水量や尿毒素の排泄の状態をみながら変更します。

②仕事中や外出中のバッグ交換

職場など室内でバッグ交換を行う場合は、なるべく清潔な会議室やパーティションで隔離した場所などを利用して腹膜透析のバッグ交換を行います。排液量を測定するための携帯のばね秤や腹膜透析バッグをぶら下げるS字フックを用意します。外出中は簡易型加温器を使用します。運転の仕事や移動の多い仕事の場合、自動車の車内で交換することもあります。腹膜透析液の保管は車内が暑くなる夏にはクーラーボックスを使用して保管します。加温はシガーライターにもつなげられる携帯用の加温器を使用します。S字フックでバッグをぶら下げ、ばね秤で排液量を測定します。必ずエアコンの吹き出しがあたらないようにします。屋外でバッグ交換を行う場合は、自動車を利用するほか、着替え用の簡易テントを用いて交換することも可能です。

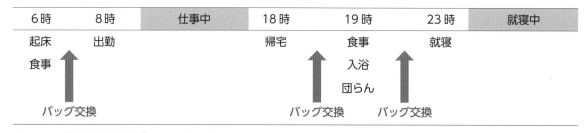

図3-5　仕事と就寝をずらしたPDメニュー

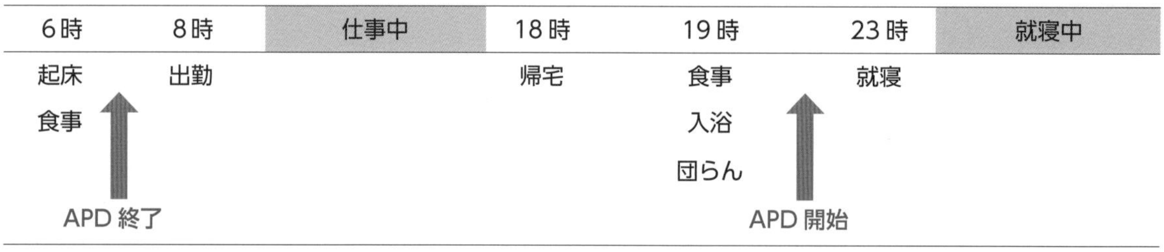

図3-6　夜間にAPDを使用したメニュー

Q8 腹膜透析を始めた後は、バッグ交換をする部屋にはどのような注意が必要ですか？

A 腹膜透析液や回路の保管をするスペースを確保するとともに、腹膜炎などの腹膜透析関連合併症を減らすにはバッグ交換をする部屋を工夫します。

解説

①保管場所の確保

処方された1ヵ月分の腹膜透析液や回路などを保管するには、押し入れ一間分（約1.8 m）程度のスペースが必要です。一般的には配送業者が保管スペースまで配送してくれますが、腹膜透析液の種類別に回路、接続キャップなどの物品などをそれぞれまとめて整理整頓しておきます。1ヵ月分の保管スペースが確保できない場合は2週間分ごとに配送してもらうなど、工夫します。直接日光があたるところや湿気の強いところ、凍結の恐れのある場所での保管は避けます。

②腹膜透析バッグ交換部屋（図3-7）

腹膜透析のバッグ交換をする部屋は清潔を保ちます。塵が堆積しにくく、腹膜透析液がこぼれても、水拭きできるフローリングが望ましいです。絨毯や畳の場合は掃除をまめに行います。ペットの毛は空気中に飛ぶため、腹膜透析を行う部屋にはペットが入らないようにします（**第3章18項参照**）。また、電熱による接合機器にペットの毛がはさまると接合不良を起こす場合があります。エアコンやファンヒーターなどの吹き出し口からは埃が出ますので、腹膜透析のバッグ交換場所は吹き出し口から直接あたるところは避けます。空気の

流動を避けるため、窓を閉め、可能なら風の出るエアコンやファンヒーターを切ってから、バッグ交換をします。

③腹膜透析バッグ交換場所

腹膜透析のバッグ交換をする場所には、バッグ交換をする際に十分なスペースを確保します。医療用の点滴スタンドのほか、カーテンレールや壁掛け等にS字フックで腹膜透析液をぶらさげます。排液するために腹部を排液バッグより高くしておく必要があり、ベッドか椅子の使用が必要です。排液量の測定には100 g未満の単位で5000 gくらいまで測定できる床置きの秤か、ばね秤を使用します。腹膜透析液交換に使用する器具や手指消毒ポンプを置くため、テーブルがあると便利です。自動腹膜灌流（APD）装置を使用する場合は装置のほか、排液タンク等を置くため、カートが必要になります。APD回路のチューブは2～3 mあるため、トイレ付近までカートごと移動することにより（床材や段差の工夫が必要）、夜間就寝中にAPDを中断離脱しないでトイレに行くことも可能です。その場合、電源は非常時用に充電されていますが、延長コードなどで長くとれるようにしておくほうが安全です。

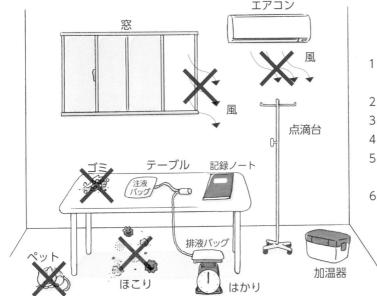

1. エアコンの吹き出し口付近を避け、可能ならばエアコンを切る
2. 窓を閉め、風の対流を防ぐ
3. 部屋掃除の直後には行わない
4. 動物をバッグ交換する部屋には入れない
5. 塵や埃が堆積しないよう、掃除しにくいものはできるかぎり部屋の中には入れない
6. 水拭きのできるフローリングが望ましい

図3-7　腹膜透析を行う部屋

Q9 通園・通学中の小児が腹膜透析を始める場合、生活上の注意点や通園・通学上の注意点にはどのようなものがありますか？

A 健常児と同様の社会的発達を促すために、積極的に学校行事に参加させ、不要な運動制限をしないようにします。このような情報と、通園・通学上で避けるべき動作（主に腹部を打ちつける動作）や出口部汚染時の対応などを学校側（担任、養護教諭）と共有しておきます。

解説

小児慢性腎臓病患者さんは、身体的な成長とともに精神発達や社会生活への適応が問題になりやすく、なるべく**健常児と同様の社会的発達を促すことが重要**になります。そのため、腹膜透析を行っていることを必要以上に気にして不要な制限を行わないように、家族、学校ともに注意する必要があります。学校行事には積極的に参加をさせ、宿泊行事も家族および学校の協力（付添で夜間治療時のみ一緒に宿泊など）のもと可能です。また、必要な身体活動制限もごく一部（**第3章13項参照**）で、水泳の授業参加も可能（**第3章14項参照**）です。

学校・幼稚園・保育園で生じうる問題としては、**腹膜透析カテーテル出口部の汚染があります。汚染**時の対応をあらかじめ患者さんおよび家族と確認し、その方法（本人が行う、家族を呼ぶ、養護教諭が行う）を学校側と共有します。また、**昼間の内服が必要な場合、日中の透析液交換が必要な場合、災害時の備蓄などは、その手段・場所に関して学校側とあらかじめ相談しておくことが必要です。**

また、内服薬の服用の重要さをあらためて学校・幼稚園・保育園の先生と確認することも大切です。

Q10 腹膜透析を始めた後は、予防接種は受けてよいですか？

A 腹膜透析を受けている患者さんは感染症の罹患により重症化するリスクが高いため、予防接種を受けることが推奨されています。ただし、高用量のステロイドや免疫抑制薬による治療中などは、生ワクチンの接種は控えます。

解説

腹膜透析を受けている患者さんは免疫機能が低下しているため、感染症が重症化しやすく、予防接種が推奨されています。腹膜透析を行っている患者さんでは、ワクチンの反応性が乏しい可能性、ワクチン効果の維持期間が短い可能性、生ワクチンの接種により感染症を惹起する可能性など、いくつか注意点があります。**原則として、免疫抑制薬や高用量のステロイド使用中は、生ワクチン（麻疹、風疹、水**痘、おたふくかぜ）の接種を避けるようにします。ただし、感染症の流行時や移植を控えた患児など、ワクチン接種の有益性が高いと考えられる場合は接種を考慮します。免疫抑制薬を中止後6ヵ月以上経過してから生ワクチンを接種するようにします。**生ワクチン接種後数日間は注意深い経過観察が必要です。**

小児の注意点

　腹膜透析開始後も、通常どおりの予防接種が可能であり、推奨されます。ただし、施設によっては手術直前の予防接種に関して制限がある場合がありますので、今後の腎不全治療の予定を考慮した予防接種計画を立てる必要があります。

　生ワクチン（麻疹・風疹、水痘、おたふくかぜ）に関しては、適宜抗体価測定による抗体獲得の評価が必要です。**腎不全患児は、健常児よりも**抗体獲得率が低いことがわかっており、定期接種のみでは不十分なことがあります。また、将来的に腎移植を目指す場合に、腎移植後は生ワクチンの接種ができないため、**腎移植前にしっかりと抗体獲得をしておくことが重要となります**。そのため、抗体価によっては追加の予防接種を検討します。

Q11 腹膜透析を始めた後は、どのような症状のときに、病院にかかればよいですか？

A　腹膜透析にはさまざまな合併症がありますが、対応方法を知っていれば多くの場合安全です。しかしながら、ときには病院にかかる必要があります。呼吸苦や腹痛などの症状がある場合は必ず病院に連絡し受診するように指導します。そのほか、過度の体重増加や排液の混濁、バッグ接続の不良の際にも病院に連絡し、適切な指示を受ける指導します。

解説

①呼吸苦

　呼吸苦がある場合は、肺炎や気管支炎等以外に、**体液量過剰（溢水）によって起こる**ことがあります。溢水の場合、体重が増加し、浮腫がみられますが、ときにこれらの症状がみられない場合もあります。腹腔内に貯留した腹膜透析液が横隔膜を突き抜け、**胸腔内に貯留する横隔膜交通症**があると、呼吸容積が少なくなり、呼吸苦が出ることがあります。

②胸痛

　腹膜透析患者さんは動脈硬化により心血管病を起こすことがあります。**虚血性心疾患により胸痛**が疑われる場合はすぐに病院に連絡し、受診のうえ、心電図や血液検査などで確認します。

③出口部・トンネル感染

　出口部やトンネル部が発赤・腫脹したり、出口部から膿が出てきたりした場合は、**出口部・トンネル感染**が疑われます。夜間に緊急受診することはまれですが、病状によっては早期に抗生剤を投与しないと腹膜炎になる場合があり、早めの受診が必要です。出口部・トンネル感染の程度によっては出口部変更の手術を検討する場合があります。

④排液混濁・血性排液

　排液混濁は腹膜炎の症状であり、**病院へ連絡し受**診するように指導します。**排液混濁の判定にはバッグの透析液を通して裏にある文字を判読できるかで推測**できます。腹膜炎は排液細胞数の増加により診断するため、診断には受診が必要です。施設や受診距離により変わりうることから、排液混濁時の事前シミュレーションが推奨されます。脂肪や薬剤（Ca拮抗薬など）によるリンパ液の混入により排液混濁をきたすことがあります。月経に伴って血性排液を呈することがあり、この場合は経過観察可能です。

　小児では、感冒時にフィブリン析出が増え混濁様に見えることがあります。排液直後に混濁していても時間とともにフィブリンが凝集することで識別できます。また、体育などの転倒時に臀部を強くぶつけ、一時的に血性排液になることもあります。

⑤腹痛

　腹膜炎の症状として発熱や腹痛が出現しますが、腹膜炎の原因菌により腹痛の症状は異なります。**腹痛が強いときや発熱・排液混濁を伴う場合は病院へ連絡し、緊急受診するように指導**します。胆石症や急性虫垂炎、憩室炎など、他の重篤な急性腹症腹痛がみられる場合もあります。急性大動脈解離では腹背部痛がみられることから、背部痛を伴う場合もまた緊急受診を要します。

⑥浮腫・体重変動

浮腫や体重増加は溢水の予兆であることがあり、**連日の体重測定による変動を早期に察知し、体重変動や浮腫の変化がみられた場合には早期に受診**するように指導します。

⑦腹壁・鼠経ヘルニア

腹壁や鼠径部に膨らみが生じた場合にはヘルニアが疑われます。腸が嵌頓(腸などが飛び出したまま、戻らなくなった状態)しなければ保存的に経過観察できる場合もありますが、腸が嵌頓した場合には緊急受診し、整復や手術を検討する場合があります。緊急性は高くないことがほとんどですが、陰嚢水腫などで、手術適応になることがあります。

⑧カテーテル関連の異常

フィブリン塞栓や大網巻絡、卵管采巻絡などによりカテーテルの閉塞をきたします。フィブリン塞栓の場合にはウロキナーゼのカテーテル内充填により、開通する場合があります。大網巻絡や卵管采巻絡の場合には一般に薬液で開通することはなく、示指矯正法などの手術を検討する必要があります。腹膜透析が不十分になるため、早期の受診が必要です。**カテーテルの損傷の際には損傷部位の近位側(カテーテル出口部に近い側)にクランプをかけるか、折り曲げ、輪ゴムでしばるなど**、菌の混入を防ぐ措置をしたうえで、早期にカテーテルを交換するために受診するように指導します。カテーテル位置異常については**第3章23項参照**。

⑨バッグ接続不良・接続部の汚染

接続部の汚染が疑われた場合にはそれ以上の腹膜透析液の出し入れを行わず、**カテーテルの近位部にクランプをかけるか、折り曲げ、輪ゴムで縛り、早期に病院の受診**するように指導します。接続チューブの交換が必要なことが多いですが、腹膜透析液によるカテーテルの洗浄と抗生剤投与で対応する場合もあります。

⑩APDの異常

一般にAPDのアラームが鳴り響き、解決ができない場合は中断することにより、緊急受診をする必要がない場合がほとんどです。しかしながら、翌日の日中に病院に連絡し、原因を追究する必要があります。

小児の場合

成人と同様、出口部感染、腹膜炎を疑う症状(排液混濁、発熱、腹痛)や溢水を疑う症状(浮腫)を認める場合には、受診する必要があります。

小児では、腎不全の原因として多尿(尿濃縮力障害により尿量が健常児より多い)を呈する疾患が多いため、成人の項に記載された症状に加え脱水症にも注意が必要です。感冒罹患などに際して、経口摂取が困難になったときに容易に脱水になることがあります。そのため、**急な体重減少、低血圧、活気不良の場合には病院に受診し、透析処方の調整や水分補給の指示を受ける必要があります。**

Q12 腹膜透析を始めた後は、食事や飲水はどうなりますか?

A 食事は、腹膜透析患者さんの栄養障害に直結し、生命予後や生活の質(QOL)にも影響を与えます。総摂取エネルギーは標準体重あたり30〜35 kcal/kg/日、たんぱく質摂取量は0.9〜1.2 g/kg/日、食塩摂取量は [除水量 (L) × 7.5 g] + [残存腎尿量 100 mL につき 0.5 g] を目安とし、実臨床では 0.15 g/kg/日で 7.5 g を上限とします。尿量が維持されている間は飲水量に制限がない場合が多いですが、尿量の減少とともに飲水量の調整が必要になります。

解説

食事は、栄養障害に直結し、生命予後やQOLにも影響を与えます。腹膜透析患者さんは体液過剰状態に陥りやすく、透析液へたんぱく質が喪失しますので、栄養障害をきたしやすい状況にあります。エビデンスが十分とはいえませんが、『腹膜透析ガイドライン 2019』(文献6)に準拠して指導します。

①総摂取エネルギー

総摂取エネルギーは標準体重あたり 30 〜 35

kcal/kg/日を目安にします。総エネルギー量は、**食事から摂取するエネルギー量に腹膜から吸収されるエネルギー量を差し引いて**考えるのが一般的です。糖尿病性腎臓病患者さんでは、30〜32 kcal/kg/日が適当と考えられますが、体重、年齢等を含めて各患者さんの栄養状態を評価し適正エネルギー量を決めるようにします。

②たんぱく質摂取量

腹膜透析液へのたんぱく喪失は、1日6〜10 g程度、アルブミンは2〜4 g程度とされています。**たんぱく質摂取量は、適正なエネルギー摂取を前提として、0.9〜1.2 g/kg/日が推奨されています。**たんぱく質摂取量に関しては、過剰摂取は残腎への負荷を生じると考えられ、日本人腹膜透析患者さんの報告をもとに適正摂取量が推奨されており、保存期よりやや多い摂取量となっています(**文献6**)。

③食塩摂取量

体液過剰を回避するためにも、食塩摂取の管理はきわめて重要です。食塩摂取量の目標はその排出量に相当し、すなわち**腹膜透析除水量や尿量をもとに[除水量 (L) × 7.5 g]＋[残存腎尿量 100 mLにつき 0.5 g]**を目安にしますが、実臨床では 0.15 g/kg/日で**7.5 gを上限とします**。なお、APDによる除水が多い場合には、CAPDに比べて除水量あたりの塩分除去量が少なくなります。

④飲水

尿量が維持されている間は飲水制限がない場合が多いです。連日朝1番(食事前、排尿後)で測定した体重が増えていかなければ、水分・塩分の蓄積が起きていないと判断でき、適切な摂取量と考えます。**尿量が減少し、体重増加がみられる際には、水分摂取量を減らす必要があります。**この際の飲水量については、尿量を維持することも配慮して決めるようにします。

小児の場合

栄養は、**小児期の成長・発達に不可欠**であり、注意深い管理と定期的な評価が必要です。総摂取エネルギーは、**日本人の食事摂取基準を参考に、身長年齢相当のエネルギー摂取を目標**にします。腹膜から吸収されるエネルギー量も考慮します。**目標とする量を摂取できない場合には、経管栄養や胃瘻による投与**を行います。ミルク、経腸栄養剤は、電解質・たんぱく質の組成を腎不全用に調整したものも利用できます。これらで足りない場合には、粉飴やMCTオイルなどを利用してエネルギー量を調節します。

たんぱく質摂取量も、日本人の食事摂取基準に準じた量を摂取するようにします。

食塩摂取量は、病態によって大きく異なります。塩類喪失型の先天性腎尿路異常 (CAKUT)のために尿から塩分が多量に喪失する場合には、**食塩を付加することもあります。**尿量は変化するため、半年に1回程度は尿量を確認する必要があります。また、小児で多く利用される**APDでは、CAPDに比べて除水量あたりの食塩除去量が少ない**という特徴があるので注意が必要です。

Q13 腹膜透析を始めた後は、運動はどうなりますか？

A 十分な栄養・透析とともに、運動することも重要です。腹膜透析を導入する際、サルコペニア、フレイルの対策を立てておく必要があります。腹膜透析患者さんでも運動療法によって運動耐容能が改善し、さらに栄養状態・生活の質 (QOL)も向上させる可能性が示されています。

解説

近年、**透析患者さんの高齢化に伴い、サルコペニア、フレイルが問題**となっています。サルコペニアとは、加齢や疾患により、筋肉量が減少すること

で、握力、下肢筋・体幹筋など全身の「筋力低下が起こること」を指しており、フレイルとは、「加齢により心身が老い衰えた状態」です。**高齢者にPDを導**

入する際に、フレイル・サルコペニアに対しての対策を立てておくことはきわめて重要です。そのためには、**十分な栄養・透析とともに、運動することも重要です**。運動療法は、腎臓リハビリテーションの中核で、「透析患者における運動療法は、運動耐容能、歩行機能、身体的QOLの改善効果が示唆されるため、行うこと」が推奨されています[推奨度1B]（文献7）。腹膜透析患者さんも有酸素運動週3回を実施することで運動耐容能が改善し、さらに栄養状態・QOLも向上させる可能性が示されており、**腹膜透析患者さんでも運動療法が推奨されます**。腹膜透析患者さんが運動する際の注意点として、運動時にカテーテル出口部がすれて傷ができないように注意すること、夏場で汗をかいたときはシャワー浴などで清潔管理を行うことが必要になります。また、心臓の機能などにあわせて運動の程度を考える必要もあります。

小児の注意点

トンネル部・出口部が完成していない手術後早期には、創傷治癒を妨げるような腹部の過度の動きは避けるようにしますが、完成後には、**本当に必要な運動制限はわずかです**。腹膜透析を行っていることを必要以上に気にして、過保護になったり、学校側が心配に思ったりと、さまざまな要因から制限しがちですが、不要な制限を行わないように気をつけます。不要な運動制限は、成長・発達の妨げ、肥満の原因となりま

す。**身体活動制限が必要なのは、長時間にわたる競争（マラソンや競泳）や選手を目指す運動系の部活動となります**。したがって、学校生活管理指導表の記載としては「D」もしくは「Eで一部禁止」となります。また、腹部を強く打ちつける動作（鉄棒、ドッジボールなど）や臀部を強くぶつけるためカテーテル先の位置異常を誘発する運動（マット運動など）、腹膜透析カテーテルが強く引っ張られる動作は避けるようにします。

Q14　腹膜透析を始めた後は、入浴はどうなりますか？

A　腹膜透析患者さんの入浴方法には、出口部を保護する「クローズド法」と出口部を保護しない「オープン法」があります。出口部の状態、入浴の状況（自宅か公衆浴場か）など状況によって適否が変わります。

解説

海外ではシャワー浴が一般的であり、オープンシャワーは、中等度以上の感染症がないかぎり問題なく実施されています。浴槽に入る習慣はわが国独特なものであり、オープン入浴については確実なエビデンスはありません。

①**カバーシャワー浴、カバー入浴（クローズド法）**

カバー材を出口部に貼り、水を通さないように**保護する方法**です。出口部がお湯と接触しないので、感染予防ができます。出口部作製術後、出口部感染時に特に有効な方法です。カバー入浴は、冬の寒い時期は適した方法といえます。クローズド法で使用する保護用具には、ストマ用のパウチを代用したものを用います。袋状のパックの中に腹膜カテーテルを入れ、出口部にパックを接着させて使用します。

また、ドレッシングフィルム剤によりカテーテルを被う方法もあります。

②**オープンシャワー浴（オープン法）**

出口部をカバー材で保護しないシャワー方法です。PDカテーテル出口部を作製した後、**出口部が安定した時期から可能となります。安定期に行う一般的な方法です**。シャワーの際、カテーテルをひっかけたりしないよう注意が必要です。

③**オープン入浴（オープン法）**

出口部をカバーで保護しない入浴方法です。**感染予防には一番風呂が推奨されます**。殺菌効果のある洗浄剤（スパクリーンPD®）を使うと、感染予防に有効といわれています。オープン入浴の確実なエビデンスはありません。

④公衆浴場での注意

　温泉、公衆浴場の浴湯は自宅の浴湯に比べて細菌が多く、**オープン入浴は感染リスクが高いため、クローズド入浴までを推奨します。**

⑤入浴後の出口部ケア

　オープン法で出口部を石鹸洗浄する場合は、体・頭を洗った後に出口部を洗浄します。石鹸を手で泡立て、指の腹で出口部周囲を洗い、シャワーで石鹸成分や汚れを十分洗い流した後浴槽に入り、最後にもう一度出口部をシャワーでしっかり洗い流してから清潔なタオルで水を拭き取ります。クローズド法では、体・頭を洗ってからシャワー・入浴を行います。体を拭いた後に保護用具を外し、その後に出口部の消毒を行います。

Q15 腹膜透析を始めた後は、旅行に行けますか？

A　腹膜透析を始めても国内旅行のみならず海外旅行も可能です。ただし、透析液をはじめとする必要な備品の事前配送や医療情報提供書・緊急時受診医療機関などを早めに準備します。旅先でのバッグ交換のタイミングや場所もあらかじめ調べておきます。

解説

①必要備品の準備

　旅先への透析液の持参は困難ですので、**事前に透析液や交換キットなどを旅行先に配送手配します。**旅行中に過不足ない透析液などを患者さんが希望する配送先に手配します。手続きは、**国内の場合余裕をもって１ヵ月前、海外の場合は２〜３ヵ月前に手配します。**ホテル・旅館等に配送の場合は、配送先にあらかじめ連絡し、出発前には透析液が届いているかの確認を行うよう指導します。**国ごとに透析液の接続の形式、デバイスの形状が異なるので、事前の確認が必須です。**海外への配送のサポート、対応は会社によって異なります。事前に担当の会社に確認します。最近では、腹膜透析患者さんのための団体旅行も多数企画されています。腹膜透析患者さんの治療スケジュールに配慮した旅程となっており、同じ治療をしている患者さんと交流するよい機会になっています。

②医療情報提供書（Medical Information）の準備

　医療情報提供書には、必ず腹膜透析処方を明記し、アレルギーや最近の腹膜透析に関連したトラブルを記載します。海外では特に、救護室の利用や入管時の透析液・消毒薬・服用薬の説明にmedical informationが有効ですので、**パスポートと一緒にすぐ提示できるようにします。**

③緊急時対応の準備（連絡先・受診先医療機関の確認）

　旅先での注排液不良や腹膜炎、機器不良などの**緊急トラブルに際して、対応可能な施設の名前と住所・電話番号**は、スタッフならびにメーカー担当者と情報共有します。

④旅行中のバッグ交換場所・タイミングの相談

　バッグ交換場所の確保も旅行のときのポイントです。列車での移動の場合は、駅の救護室や列車内の多目的室で交換します。飛行機の場合は**機内でのバッグ交換はせず**、空港の救護室や医務室で搭乗前あるいは到着後に行います。そのほかにレジャー施設の医務室や高速道路のサービスエリア（インフォメーション窓口のあるところのみ）などを利用します。**簡易式加温器を持参します。**旅行中は、バッグ交換に適した環境の確保が難しく、また環境が異なると交換手技のミスのリスクも高まり、腹膜炎を発症しやすい状態ですので、いつも以上に交換時には注意を払います。

　残存腎機能や体液状態は症例ごとに異なりますので、バッグ交換のタイミングについても、移動中にはPDバッグ交換を行わないなどのフレキシブルな対応も含め、事前に具体的な確認をしておきます。長時間のフライトや時差によって体調を崩しやすい状態でもあり、**ゆったりとした旅程**を組みます。旅行後も、疲労などでミスを起こしがちですので注意が必要です。

腹膜透析を始めた後は、妊娠・出産する場合の注意点は何ですか？

A 腎代替療法の中で最も妊娠・出産に適したものは腎移植です。腹膜透析患者さんの妊娠・出産は限定されます。妊娠が進むにつれて腹膜透析のみでは透析効率が不足し、胎児の生育が停滞します。適切な時期での血液透析の併用あるいは一時的な移行が必要です。帝王切開での出産が多いため、産後の腹膜透析再開に際しては、透析液のリーク（液漏れ）に注意が必要です。

解説

①妊娠希望の腹膜透析患者さんへの対応

腹膜透析患者さんの妊孕率に関する報告はほとんどありませんが、血液透析患者に比べ低いと言われています。この原因として、**腹膜炎での卵管采の閉塞や貯留した透析液の排卵細胞への影響**などが指摘されています。透析患者さんでは、生理不順の方が多く、また高プロラクチン血症の影響で妊娠の診断も健腎者に比べ遅くなりがちです。**妊娠希望の患者さんに対して使用薬剤については事前に相談し、妊娠が確認されたら催奇形性のある薬剤の投薬はすみやかに中止します。**

②妊娠中

腹膜透析患者さんが良好な妊娠経過を得るためのポイントとして、**①残存腎機能が保たれている、②腎性貧血が良好に管理されている、③ビタミンB12や葉酸、鉄の欠乏がない**などがあげられています。妊娠中は、表3-3に示すトラブルへの注意が必要です。

腹膜透析患者さんでは、40〜66.7％で妊娠中の胎児の発育の遅れが認められ、血液透析患者さんより高い値です。妊娠の進行とともに腹部膨満感が強くなります。この対応として注液量の減量が必要となりますが、**透析効率の維持・向上のために①血液透析の併用あるいは一時的な移行や②頻回交換（入院あるいは、APDの導入）の検討**も必要です。エリスロポエチンで対応不十分な貧血に対して、輸血が必要となることもあります。

③出産

児の出生後経過を考慮すると妊娠37週を超えた出産が望ましいとされていますが、腹膜透析妊婦さんは、平均34週で出産しています。海外の報告では、帝王切開での出産が約半数、出生時児体重は1700〜1800ｇです。出生児に認める先天的奇形の頻度は、健腎者と同程度です。

④産褥期

帝王切開で出産の場合、出産後しばらくは、注液を控えます。段階的に注液量を増やし、途中で**透析液のリーク**を認めた場合は、2週間程度は注液をやめ血液透析を行います。再度**段階的に注液量を増やす**手順で、腹膜透析を再開します。一連の妊娠・出産によって体力を消耗しています。しっかり休養・しっかり栄養補給を行うとともに、しっかり透析を行って、体調を整えることが大切です。

表3-3 妊娠中に起こりやすい合併症やトラブル

透析患者での妊娠中の合併症	腹膜透析患者での妊娠中のトラブル
●妊娠高血圧症候群	●腹部不快・膨満感
●子癇	●カテーテルからの排液不良
●羊水過多	●腹膜炎
●貧血の悪化	●カテーテル関連の痛み
	●血性排液（カテーテルによる腹膜損傷、胎盤剥離など）

Q17 腹膜透析を始めた後は、日常生活で注意することはありますか？

A 日常生活で過度に制限する必要はありませんが、住居を清潔な環境に保つことは感染症を予防するうえでも重要です。また、衣類や運動などにより、腹部が圧迫されたりやカテーテルが引っ張られたりすることがないように注意します。

解説

腹膜透析開始後は、保存期のときと同様に、食事（第3章12項参照）や薬の服用が重要です。市販薬や健康食品・サプリメント・漢方薬（茶）は自己判断で服用しないようにします。さらに、バッグ交換を行ったり、腹膜透析の状況を記録したり、備品管理を行ったりする必要があります。

日常生活において、**「清潔な環境つくり」が重要**です。特にバッグ交換に際しては、清潔操作が必要となります（第3章8項参照）。バッグ交換する部屋だけでなく、浴槽や水回りも定期的に掃除を行い、細菌やカビが繁殖しないよう注意します。

衣類は**カテーテル出口部やトンネル部に負担がかからないよう**、少し緩めのものを着用し、ベルトで出口部をこすったり、ガードルでお腹を締め付けたりしないよう注意します。

適度な運動は、肥満や脂質異常症を予防し、血液循環を高め、筋力アップやストレス解消に有効です。 ただし、腹部に過度な圧迫がかかったり、カテーテルが引っ張られたりする運動は避けます。運動後に汗をかいたら、カテーテルケアを行います。疲労の蓄積は免疫力の低下につながるため、疲れを感じたり、体調不良のときは、休養や睡眠を十分とります。

手術後2～3ヵ月経過して液漏れなどのトラブルがなければ、夫婦生活は可能です。行為中に過度な腹部への圧迫やカテーテルの引っ張りには注意します。

小児の注意点

小児の成長や社会性を考慮して、生涯を見据えた腎不全治療（腎移植や透析）を行います。十分な成長・発達のために適切な栄養摂取（エネルギーやたんぱく質）の指導や薬の管理が必要です。就学児童では、学校生活に適したPD処方を行い、患児の体調が可能なかぎり積極的な学校行事参加を促すことは社会性を養ううえで大切です。活動的な子どもでは、無意識に腹部をぶつけてしまうこともあるため、**カテーテル出口部の打撲に注意することを本人に説明します。**

Q18 腹膜透析を始めた後、ペットを飼うことはできますか？

A 腹膜透析の患者さんがペットを飼うことは可能です。ただし、腹膜透析を行う場所にはペットを入れないこと、透析関連の道具とペットを接触させないことが大事です。

解説

ペットは生活のパートナーとして重要であり、高齢者や独居者の心を癒やし、うつの予防にも役立ちます。腹膜透析の患者さんがペットを飼うことは可能ですが、**ペットとの接触は腹膜炎の危険因子とされています。**ペットがカテーテルや透析液バッグを甘噛みした際にペットの口から細菌が透析液内に移行したり、ペットの毛や排泄物がバック交換時に透析液内に混入したりします。ペット関連の腹膜炎の原因として最も多いのは猫、犬ですが、オウムや羊などの報告もあります。したがって、**腹膜透析を行う場所にペット入れない、透析液やカテーテルとペットを接触させないということが重要になります。**

なお、ペットに由来する感染症については、**第4章18項を参照**ください。

A CAPDの場合、バッグ交換の回数は通常1日2〜4回です。夜間に機械を用いて透析液を交換するAPDでは、寝ている間に2〜6回の交換、日中に0〜3回程度の交換を行います（図3-8）。バッグ交換回数は患者さん一人ひとりの状況と生活パターンを考慮して決めます。

解説

腹膜透析では、1日の尿毒素除去量の目標値が達成できるように、**腹膜透析による除去と、残っている腎機能（残腎機能）による除去を考慮し、透析処方（透析液の選択や透析液の交換回数など）を決定**します。患者さん一人ひとりの腹膜は機能に違いがあります。尿毒素が抜けやすい/抜けにくい、水分が抜けやすい/抜けにくいといった**腹膜機能を評価する検査（腹膜平衡試験；コラム参照）は透析処方を決定する際の参考になります。**

残腎機能が十分にあり尿量が維持されている場合は、1回に使用する透析液量が少なく、1日のバッグ交換回数も少なくなります。一方、残腎機能が低下してくると、1回に使用する透析液量を増やしたり、1日のバッグ交換回数を増やしたりして、腹膜透析による尿毒素除去を増やす必要があります。

上記の原則をふまえ、生活パターンを考慮して透析液量や交換回数を決定します。腹膜透析の治療パターンは血液透析に比べて自由度が高く、自分の生活に合わせて調整することが可能です。

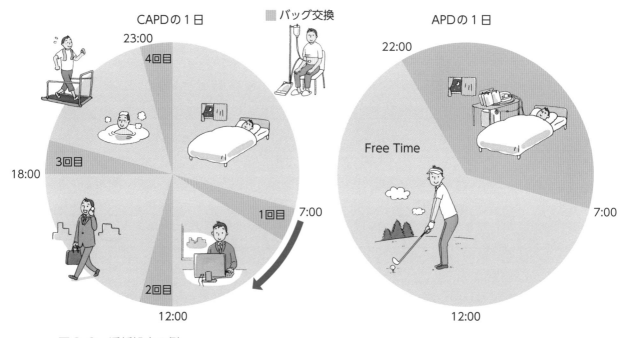

図3-8　透析処方の例

コラム　腹膜平衡試験（PET）

一般的に、ブドウ糖濃度2.27％の透析液2.0Lを4時間貯留し、注液2時間目、4時間目における透析液中と血液中のクレアチニン濃度の比、および透析液中ブドウ糖濃度とその初期濃度の比を測定することにより、前者で尿毒素である小分子物質の透過性、後者で除水効率を評価することができます。PETの結果を標準曲線にプロットすることによって患者は4つのカテゴリーに分類されます。透過性の高い順に「High」、「High Average」、「Low Average」、「Low」というカテゴリーになります（図3-9）。Highであるほど尿毒素は抜けやすいが水分は抜けにくい、Lowであるほど尿毒素は抜けにくいが、水分は抜けやすい状態と判断します。

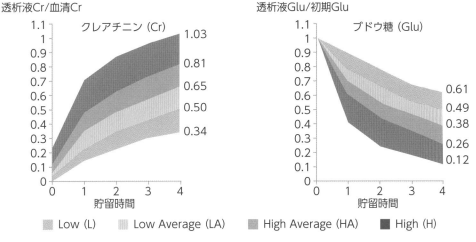

図 3-9　腹膜平衡試験（PET）標準曲線

(Twardowski ZJ, et al. Peritoneal equilibration test. Perit Dial Int 1987; 7(3): 138-147. copyright © 1987 by International Society for Peritoneal Dialysis. Reprinted by Permission of SAGE Publicationsより改変引用)

Q20　1回のバッグ交換に必要な時間はどれくらいですか？

A　注液が5～10分程度、排液が15～20分程度が標準的です。準備と後片づけを含めると、1回の交換にかかる時間は約30分です。

【解説】

　注液時間と排液時間はカテーテルに問題がないかを確認する目安となるので、測定して記録に残します。特に導入早期には、腹膜透析の状態を把握するうえで重要です。透析液バッグの液量にもよりますが、通常、**注液は5～10分程度、排液は15～20分程度です**。注液バッグや排液バッグとお腹の落差、体位などで排液時間が変化することも多く、速く注排液できる体位を見つけることも重要です。

　通常よりも排液に時間がかかる場合には、カテーテルの位置がずれていたり、フィブリンなどでカテーテルが閉塞していたり、便秘等でチューブが圧迫されていたりします。カテーテルの位置異常は自然に元の位置に戻ることもありますが、長時間続く場合や注排液が全くできない場合は主治医に相談します。

Q21　バッグ交換の時間がずれたり、遅れたりした場合はどうすればよいですか？

A　2時間程度の時間のずれは透析効率や除水に大きな影響を及ぼしません。時間がずれてもバッグ交換が可能な時間に交換を行い、その次の交換は通常の交換時間に行います。

【解説】

　腹膜透析には老廃物と水分の除去という二つの役割があります。腹膜透析液の貯留時間が長くなると、老廃物の除去は若干よくなりますが、水分除去は低下することもあります。貯留時間が短いと、老廃物の除去は少し悪くなり、水分除去についても少ないことがあります。このように貯留時間の長短は腹膜透析の効率に影響を与えますが、1日でのトータルの老廃物除去や水分除去ではあまり差がありません。2時間程度の時間のずれは問題にならないことがほとんどです。しかしながら、生活スタイルの変化などにより、頻回に時間がずれる、長時間になる場合にはあらかじめ主治医と相談します。

A　腹膜透析の合併症で注意すべきものとして、腹膜炎、出口部感染などの感染症があります。カテーテルに関連したものとして、位置異常や閉塞、リーク（液漏れ）などがあります。体液量過剰による心不全や、透析液貯留に伴う鼠径ヘルニア、腰痛、横隔膜交通症が起こることがあります。長期間の腹膜透析や頻回の腹膜炎により被嚢性腹膜硬化症が起こることがあります。

解説

①感染症

出口部感染はカテーテル出口部に腫脹・痂疲・発赤・疼痛・浸出液がみられる状態です。おもに細菌が皮下トンネル部に侵入することにより発症します。毎日出口部を観察する習慣をつけ、出口部ケアを実践することが重要です。出口部感染については、内服や外用の抗菌薬で治療することもあります。

お腹の中に細菌が入ると腹膜炎になります。腹膜炎では、透析液排液が白く濁るほか、腹痛、発熱、悪心などがみられます。腹膜炎の原因としては、外因性（バッグ交換の時に不潔操作をしてしまい細菌がお腹の中に入る、もしくは出口部感染からの波及）と内因性（虫垂炎や憩室炎などお腹の中の炎症の波及）があります。腹膜炎は早急に治療することが必要であり、入院治療を行います。

②カテーテル関連の合併症

カテーテル位置異常をきたすと、排液時間が通常よりもかかることが多くなります。腸の運動などで位置が変わることがあります。自然に元の位置の戻ることもありますが、持続する場合は器具や手術により整復する場合もあります。**フィブリンや凝血塊、あるいはお腹の中の組織がカテーテルに詰まって閉塞**することがあります。透析液バッグに圧をかけたり、注射器でフィブリンの除去を行うことがあります。原因検索にカテーテル造影を行うこともあります。手術後早期にリーク（液漏れ）がみられても、しばらく腹膜透析を休息すると液漏れが治ることがあります。手術後数ヵ月以上経過して液漏れがみられる場合は、カテーテルが損傷している場合もあります。

③体液過剰状態

水分摂取と除水量および尿量のバランスが崩れると、体液過剰状態になります。腹膜透析導入後、次第に尿量が減少し、腹膜劣化により除水量が減少することにより体液過剰状態になります。塩分制限が守れているか、水分を過剰に取りすぎていないかをチェックします。腹膜透析メニューの変更により除水量の増加が見込めますが、併用療法や血液透析への移行が必要となる場合もあります。

④透析液貯留に伴う合併症

透析液を貯留することにより、**お腹の中の圧が上昇し、鼠径ヘルニアや横隔膜交通症を発症**することがあります。貯留する液量を減らしたり、APDに変更することにより軽快することもありますが、外科的治療が必要な場合もあります。透析液の重量により、もともとの腰痛が悪化することがあります。この場合もAPDに変更することで腰痛が軽減することがあります。

⑤被嚢性腹膜硬化症

被嚢性腹膜硬化症（EPS）では**長期間の腹膜透析や頻回の腹膜炎により腸管周囲の腹膜が広範に癒着**してしまい、嘔吐や腹痛といった腸閉塞症状がみられます。最近の透析液では、EPSの発症率は約1％と以前に比べて減少しています。

小児の注意点

特に乳幼児では、出口部感染や腹膜炎が多いのが特徴です。小児特有の合併症はあまりありませんが、多尿に伴い充満した膀胱によるカテーテル先の位置異常や圧迫などにより排液不良をきたすことがあります。一方、老人に多いとされる憩室炎による腹膜炎は、あまりみられません。

Q23 腹膜炎にならないようにするには何に注意すればよいですか？

A 腹膜炎の原因は外因性のものと内因性のものがあります（第3章22項参照）。前者は手洗いやマスクの着用、正しいバッグ交換、カテーテルの出口部を清潔に保つことで予防が可能です。後者は日頃から便秘にならないように、野菜や果物を摂取するようにします。大腸ファイバー検査や婦人科の診察、あるいは歯科治療の前には抗菌薬を予防投与します。

解説

腹膜炎は細菌が侵入する経路によって二つに分けられます（表3-4）。

①外因性の予防

身体の外から細菌がお腹の中に侵入するには、**カテーテルの外側を伝って細菌が侵入する場合（傍カテーテル感染）とカテーテルの内側を通って細菌が侵入する場合（経カテーテル感染）**があります。前者の場合にはカテーテルの出口部を清潔に保ち、カテーテルを適切に管理することが重要です（第3章24項参照）。一方、後者は**手洗いやマスクの着用、正しいバッグ交換**が重要です。なお、バッグ交換は窓や扉を閉め、ペットなどのいない管理された環境下で行います（第3章8項参照）。

②内因性の予防

身体の中の臓器に存在する細菌が腹膜炎の原因となることがあります。たとえば急性虫垂炎を患った場合には、腸管由来の細菌が透析液へと移動して、腹膜炎を発症します。便秘でも腸管から細菌が透析液へと移動しやすくなります。また、**低カリウム血症の患者さんでは腸管の動きが悪くなる**ため、便秘になりがちです。**大腸ファイバー検査や婦人科の診察（内診）の後、あるいは歯科治療（抜歯）後に腹膜炎を発症することが報告されているため、これらの検査や治療を行う前には抗菌薬の予防内服**を行います。

表3-4 腹膜炎の感染経路と原因

感染経路	原因
体の外から（外因性）	手指の接触による汚染 出口部/トンネル感染症からの波及 腹膜透析カテーテルを入れる手術時
体の中から（内因性）	憩室炎、虫垂炎、膵炎、腸管穿孔 便秘、低カリウム血症 骨盤内感染症、敗血症 大腸ファイバー検査後 婦人科の診察後、歯科治療後

（文献8より作成）

小児の場合

小児では発達状態に合わせた管理を意識することが必要で、好奇心からチューブキャップをいじったり、ストレスからチューブをかじったりしてカテーテル損傷から腹膜炎を発症した症例報告もあります。**患児の発達状態に合わせたカテーテル保護が必要です。**

Q24 出口部はどのように管理すればよいですか？

A 腹膜透析のカテーテル出口部の感染やトンネル感染は腹膜炎につながることがあるため、毎日の観察や出口部を清潔に保つことが重要です。

解説

カテーテル出口部の管理はカテーテルを挿入したとき、出口部が安定しているとき、感染したときで異なります。

①カテーテル挿入直後

カテーテル挿入後しばらくは、カテーテルのカフと皮下組織がまだ十分に癒着していないため、カテーテルを身体に固定する必要があります。手術直後は通気性のあるガーゼなどの被覆材を用いて出口部を覆い、1週間そのままの状態で保持します。その後、被覆材を取り、日頃の出口部管理を指導します。出口部が完成するには**1〜2ヵ月かかり、この期間が最も重要**となります。特に入浴に関しては専用のパック（カテーテルを収納してから体に張り付ける）を使用して出口部がお湯につからないように注意します（**第3章14項参照**）。

②安定期

腹膜透析を開始してから**2〜3ヵ月が経過し、出口部に異常がない安定期には出口部を清潔に保つことが何よりも重要**です。出口部への消毒がよいの

か、それとも石鹸などでの洗浄するのがよいのかはわかっていません。消毒する場合には皮膚が荒れることがあるので注意が必要です。日常的に抗菌薬の軟膏やクリームを出口部に塗ることで感染を予防することは、日本においては保険適用もなく、耐性菌が出現する可能性もあるため推奨されていません。入浴は専用のパックを用いる場合と、用いずそのまま入浴する場合があります（**第3章14項参照**）。

③感染時

感染したときには細菌の種類を調べるために培養検査を行うとともに、その細菌に対して効果のある抗菌薬を開始します。抗菌薬の効果がない場合には、手術で**カテーテルを入れ替えたり、出口部を変更したり**することがあります。その場合には、入院期間が長くなり、患者さんによっては一時的に血液透析が必要となることがあります。また、**低栄養の患者さんや糖尿病で血糖が高い患者さんでは感染症のリスクが高まる**ことが知られており、これらのリスクに対して日頃から注意することも大事です。

小児の場合

乳幼児の場合には、カテーテル挿入時に、出口部とおむつの位置関係に注意するとともに、日常の管理で尿・便で汚染しないよう、おむつ交換のタイミング、おむつの折り返しなどを注意します。

小児では発汗量が多いため、出口部をフィルム

剤で密封する管理により感染が多くなることもあり、ガーゼ保護が一般的です。また乳幼児では好奇心からチューブキャップをいじったり、ストレスからチューブをかじったりするため、腹巻きをしたり、つなぎの服を着用したりもします。

Q25 小児の腹膜透析方法の特徴はありますか？

A 多くの小児が夜間に行うAPDを選択しています。また、成人に比較して1日に摂取する体重あたりの水分が多くなるため、高糖濃度の透析液やイコデキストリンを使用したり、large dose cyclic tidal PDを使用したりして、除水のための工夫をしています。

解説

小児の腎不全では、①残腎機能の保たれた多尿を呈する腎不全が多い、②日中は学校・幼稚園・保育園での生活があるという理由で、**多くの患児が夜間に機械を用いて透析を行うAPD (automated PD) を選んでいます。**

夜間に機械 (サイクラー) を用いて腹膜透析を行う方法として (図3-10)、夜間に3〜5回の注排液を行い、昼間は透析液を長時間貯留したまま、あるいは1〜2回バッグ交換を行うCCPD (continuous cyclic PD)、昼間は透析液を貯留しないNPD (Nightly PD)、夜間は初回の注液量の約半分を頻回に注排液するTPD (Tidal PD) があります。

また、**成長発達過程にある小児では、成人と比較して体重あたりに必要な摂取エネルギーが多くなり、摂取水分量も多く**なります。そのため、体格あたりに必要な除水量が多くなるため、無尿の小児腹膜透析患者さんでは、成人では使用が避けられる高糖濃度透析液を利用する、多量の透析液を使用してのlarge dose cyclic TPDを行うなど、**除水を得るための工夫が必要となる**ことがあります。

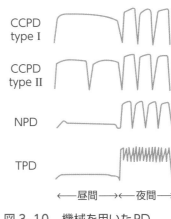

CCPD type I

CCPD type II

NPD

TPD

←――昼間――→←――夜間――→

図3-10 機械を用いたPD

Q26 APDはどのような治療方法ですか？

A APDは自動腹膜灌流装置 (サイクラーと呼ばれます) を用いて寝ている間に数回透析液を交換する方法です。APDは仕事や学業に勤しんでいる患者さんに適しています。また、APDには夜間のみ行う方法 (NPD) と、夜間だけでなく日中にも透析液をお腹にためる方法 (CCPD) があります (第3章25項参照)。

解説

APDは寝ている時間を使って透析液の交換が行われるため、**治療の体感時間が短く、昼間の時間を自由に使うことができます。**

①APDの利点

寝ている状態で透析液の交換を行うため、CCPDと比べて**1回の透析液の量を増やすことが可能**です。また、NPDでは昼間に透析液が入っていないため、お腹の張りが目立たず体型が気にならなくなります。介護者が透析液の交換を行っている場合には、介護者の負担が軽減します。サイクラーの操作は簡単で、操作を習得するのにさほど時間はかかりません。医学的にも**ヘルニア (脱腸) や腰痛がある患者さんや、日中に透析液をお腹に入れることでお腹の張りを訴える患者さんに適しています。**

②APDの欠点

サイクラーを設置するためのスペースや電源が必要となります。そのため災害時には治療ができないこともあります。また、寝相が悪く、カテーテルがねじれることでサイクラーの警報音がなり、治療が中断されることがあります。**寝相が悪い患者さんや**

耳の遠い患者さんではAPDは適さないと思われます。寝ている間に**機械につながれていることの不安**や、**警報音で不眠症**になる患者さんも適さないでしょう。就寝中にサイクラーにつながっていますが、トイレに行くことはできます（**第3章27項参照**）。腹膜透析開始時には残存腎機能があるためNPDでも問題ありませんが、尿量が低下し、老廃物が蓄積することにより、むくみや食欲低下などの尿毒症症状が認められる場合にはCCPDに変更する

必要があります。

APDは1回の貯留時間が短いため、**水が抜けやすく、尿毒素が抜けにくい腹膜機能の患者さんは尿毒素が十分除去できません**（第3章19項参照）。このような患者さんではCCPDを行うこともあります。

また、TPDは透析液を完全に出すことなく、一部を腹腔内に残したまま次の注入に移るため、**透析液の出し入れの際に痛みを訴える患者さんや透析液が出るのに時間がかかる患者さん**には適しています。

Q27 APDの最中に、トイレへ行きたくなったらどうすればよいですか？

A APD装置を一時停止モードにしたうえで、切り離し専用のキットを用いて、APDとの接続を切り離して、トイレに行きます。トイレから帰ってきた際にはAPDの機械と接続し直して、治療を再開します。

解説

APD治療途中での切り離しには**十分な注意が必要です**。切り離した後に接続チューブ側のキャップを装着するだけでは不十分で、APD装置側のチューブの先端もキャップ装着する必要があります。そのため、**専用の切り離しキットが必要**となります。また、専用の切り離しキットはAPD機種によって異なることが多いため、各メーカーに事前に専用の切り離しキットを確認し、その操作法も十分

に練習しておきます。

APD装置との切り離しや接続の際は、決してあわてずに、また暗い場所での操作は避けて、**清潔操作に注意**します。切り離しや接続操作に不安のある場合は、尿瓶やポータブルトイレを使用します。また、APDのチューブは長いことが多く（2〜3m程度）、トイレに近いところにベッドを移して対応することも可能です。

Q28 併用療法とは、何ですか？

A 併用療法とは、腹膜透析（PD）と血液透析（HD）の両方を行う療法です。一般的には残腎機能が低下して、PDのみでは透析効率が不足となる場合や除水が不足する場合に適応となります。

解説

①併用療法

併用療法とは**週5〜6日のPDに通常週1回のHDを併用して行う療法**です。これにより週1〜2日、腹膜を使用しない休息日を設けることができます（図3-11）。多くの場合、残腎機能の低下により透析不足に陥ったPDを補うためにHDを併用します。2010年4月より、週1回のHDをPD患者さんに

併用することが保険診療として認められました。現在、約2割のPD患者さんが併用療法を行っています。

②併用療法の適応

残腎機能が低下すると、PDにかかる負担が過大となります。**1日5回以上のバッグ交換や1日で使用する透析液量が計10Lを超えてPDを続けること**

は、生活の質（QOL）の低下や腹膜障害、感染リスクの増加を招きます。また、PDだけでは除去できない中分子から大分子の尿毒素が蓄積したり、過剰な体液が貯留したりします。特に、**残腎機能が低下した若年者で体格の大きな患者さんは、PD単独療法で管理することは難しく**なります。このような場合に、**HD併用を行うことで、これらの欠点を補うことができます**。週1回のHDを併用することにより、PDによる透析必要量を低下させ、蓄積した中分子以上の高分子や余剰水分を除去することが可能となります。

③併用療法の利点と欠点（表3-5）

併用療法の利点は、除水不良やPDでは除去しえない中〜高分子尿毒素の除去を可能とすることなどから**透析不足状態を脱する**ことができることです。

そのため、血圧や心不全、貧血管理の改善をもたらします。**腹膜機能の改善（腹膜透過性の改善）**もあり、長期的なPD管理を可能とします。

一方、併用療法の欠点は、HDによる短時間での大量除水やそれによる血圧低下などから尿量が減る、すなわち**残腎機能の低下**が起こりやすいことです。HDを行うためには内シャントが必要で、そのための手術が必要となることやHDを行うために通院する必要があり、**QOLの低下を余儀なくされる**ということなどが考えられます。

④併用療法の中止時期

併用療法の中止時期についての明確な基準が存在しません。併用療法ではPDを長期間継続できるため、被嚢性腹膜硬化症（EPS）の発症が増加する可能性があります。

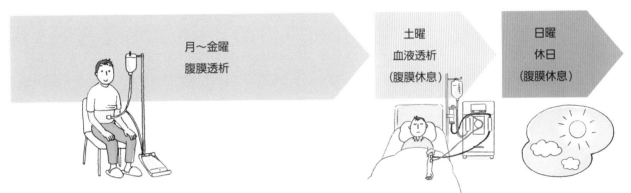

図3-11　併用療法の週間スケジュール例

表3-5　併用療法の利点と欠点

利　点	
透析効率の増加	HDにより中〜高分子尿毒素の除去が可能となる
体液管理の安定	体重の管理がしやすい
貧血の改善	エリスロポエチンの使用量の低減
栄養状態の改善	食事制限が緩和される
腹膜機能（腹膜透過性）の改善	長期の腹膜透析管理を可能とする
欠　点	
残腎機能の低下	尿量が減ることによる影響がでる
内シャントの必要性	新たに内シャントを作製する必要がある
QOLの低下	来院頻度や時間の増加

（「よくわかるPD-HDハイブリット療法」第61回日本透析医学会学術集会・総会レポート（https://dialysis.medipress.jp/reports/49）より改変引用）

第**4**章

腎移植の選択

Q1 腎移植術とはどのような手術ですか？

A ドナーから採取された腎臓に付随する腎動脈、腎静脈、尿管のそれぞれをレシピエントの内腸骨動脈もしくは外腸骨動脈、外腸骨静脈、膀胱に吻合する手術です。腸骨窩に腎臓を移植します。レシピエントの手術は全身麻酔下に行われ、手術時間は約4〜5時間、出血量は約200〜500 mL程度です。術後は経過が良好であれば約3〜4週で退院可能となります。最近は1〜2週間程度で退院できる方も増えています。

一方、生体腎移植ドナーの手術は鏡視下手術が主流であり、開腹手術に比べて低侵襲で疼痛が少なく、社会復帰も早く行うことができます。

解説

腎臓はレシピエントの腸骨窩（骨盤腔の左右の少しへこんだ部分：通常は右側）に移植します（図4-1）。

① レシピエントの手術

全身麻酔下に手術を行います。通常、**右下腹部に約20 cm程度弓状に切開します**。ただし、血管の状態（石灰化など）、2次移植、将来膵移植を行う可能性がある場合などは左腸骨窩に移植を行うこともあります。なお、**自己の腎臓は残したまま**にします（ただし、多発性嚢胞腎は移植腎床確保のためなど、**原疾患によっては自己の腎臓を摘出する場合もあります**）。**手術時間は約4〜5時間、出血量は約200〜500 mL程度**ですが、腎性貧血があるために出血量に関わらず輸血が必要になることもあります。血流再開後、生体腎移植の場合は数分〜10分程度で利尿が得られ、その後十分な尿量が確保できるためにすぐに透析を離脱できることがほとんどです。ただし、阻血時間が長い場合や献腎移植（特に心停止下腎提供）では急性尿細管壊死の状態となり腎機能が回復するまでに時間を要するため、術後1〜2週間程度の透析療法が必要になります。

レシピエントは、**術前1週間から数日前に入院し**ます。ABO血液型不適合腎移植や既存抗体陽性症例で事前に血漿交換などの脱感作療法が必要な場合にはもう少し早くに入院が必要になることもあります。術後は経過が良好であれば**約3〜4週間で退院可能**です。

② ドナーの手術

生体腎移植ドナーは通常は左腎を採取します。手術の方法には鏡視下手術（図4-2）と開腹手術（図4-3）とがあります。

全身麻酔下に手術を行います。**通常は左腎を採取**しますが、腎動脈が複数の場合（再建する血管が少ないほうを採取）や腎機能に左右差がある場合（腎機能が良好なほうをドナー側に残すことが原則）には右腎を採取することもあります。以前は側腹部を斜めに約20 cm切開する開腹手術（図4-3）が行われていましたが、**近年では鏡視下手術（図4-2）が主流**となっています。鏡視下手術では体にあけた小さな創（5〜12 mm程度が3〜4ヵ所）からトロッカーと呼ばれる筒を留置してカメラや手術器具を挿入し、気腹（二酸化炭素を注入して操作スペースを確保）しながら手術を行い、腎採取用の創部（5〜7 cm程度）から腎臓を取り出します。創部が小さいために低侵襲で疼痛が少なく、入院は**術数日前**で、術後は経過が良好であれば**約1週間で退院可能**となります。鏡視下手術には、いくつかのアプローチがありますが、いずれの方法も安全で確立された手術術式です。手術時間は約3時間、出血量は50 mL以下と少量です。

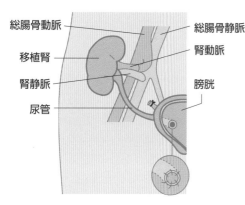

総腸骨動脈
総腸骨静脈
移植腎
腎動脈
腎静脈
膀胱
尿管

図4-1　レシピエント手術の模式図

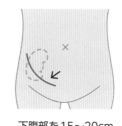

下腹部を15〜20cm切開する
※赤線は切開部（手術創）

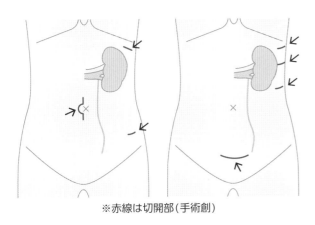

※赤線は切開部（手術創）

図 4-2　ドナー手術の模式図（鏡視下手術）

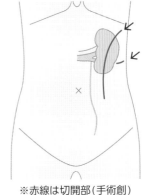

※赤線は切開部（手術創）

図 4-3　ドナー手術の模式図（開腹手術）

小児の場合

　小児でも右腸骨窩に移植腎を入れることは同じですが、血管が細いため、レシピエントの体格が小さい場合（目安として体重 20 kg 未満）は、**移植腎動脈をレシピエントの総腸骨動脈または腹部大動脈に、移植腎静脈を総腸骨静脈または下大静脈に吻合します。**

　入院期間は移植前処置の有無、移植後サイトメガロウイルス（CMV）感染症の有無等によって変わります。通常は、移植の約 1 週間前に入院し、移植後 4 週間程度で退院となる場合が多いです。ABO血液型不適合移植などで術前の血漿交換や早期の免疫抑制薬開始が必要な場合は、移植の3〜4 週間前からの入院になります。また、入院中に移植後CMV感染が起こると、入院期間が1〜2ヵ月程度延びる場合があります。

Q2　腎移植の医療費や公的支援、社会保障はどうなっていますか？

A　腎臓の提供を受けるレシピエント患者さんは自身の健康保険、特定疾病療養受療証、身体障害者手帳、自立支援医療制度（18 歳以上は更生医療）、（重度心身）障害者医療費助成制度などにより、腎移植に関わる医療費が補助されます。これらは腎移植前に申請が必要ですので、移植施設のソーシャルワーカーと相談してもらいます。移植に関わらない医療費に関しては通常の健康保険が適応されます。

　腎臓を提供するドナー患者さんに関わる医療費（個室使用料・入院中の食事代などは通常含まれません）はレシピエントの保険に包含されます。

解説

　レシピエントが使用できる医療費補助制度は、レシピエント自身の**健康保険および特定疾病療養受療証、身体障害者手帳（身体障害者福祉法）、自立支援医療制度（更生医療・育成医療）、（重度心身）障害者医療費助成制度**です。

① 透析療法施行中のレシピエント

　透析患者さんの多くは身体障害者手帳 1 級を有し、特定疾病療養受療証あるいは障害者医療助成制度にて透析医療費の補助を受けています。腎移植の費用は特定疾病療養受療証、障害者医療費助成制度、あるいは自立支援医療制度にて補助を受けることができます。**腎移植を受けた後は特定疾病療養受療証を返還しますが、腎移植後に免疫抑制薬を内服している期間は身体障害者手帳 1 級は保持されます。**腎移植後の医療費は、身体障害者手帳をもとに自立支援医療や（重度心身）障害者医療費助成制度の併用（収入や各都道府県の適用により異なる）によって補助されます。自立支援医療は

腎移植を受ける前に申請が必要です。申請方法、受けることができる補助内容について、各移植施設のソーシャルワーカーと相談をしてもらいます。

② 先行的腎移植のレシピエント

腎移植の費用は自立支援医療制度によって補助されるために、腎移植を行うことが決まれば、クレアチニン値等の基準に合わせて身体障害者手帳を取得します。その**身体障害者手帳をもとに自立支援医療制度を申請すると、腎移植に関わる費用が補助されます**。腎移植を行った日から身体障害者手帳1級に等級変更となります。腎移植後の医療費は、身体障害者手帳をもとに自立支援医療や障害者医療費助成制度の併用（収入や各都道府県の適用により異なる）によって補助されます。こちらも腎移植を受ける前からの準備が必要になりますので、各移植施設のソーシャルワーカーと相談をしてもらいます。

③ ドナー

生体腎の**提供に関わる医療費（術前の検査・手術費用等）はレシピエントの保険に包含**されることとなりますので基本的にはかかりません。しかし、**術前評価にてドナー不適格あるいは治療が必要な疾患の発見等が発生した場合は、検査費用がドナー自身の自費あるいは健康保険で請求されることがありま**す。また、術後ある一定の期間（通常は1ヵ月程度）からは自身の一般の健康保険診療へと戻ります。検査費用などは一時的に前払いし、後日返還などの各移植施設の取り決めがありますので、術前に医療費についてソーシャルワーカーやコーディネーターと相談してもらうようにします。また、入院中の個室使用料、入院中の食事代などは、健康保険適応外となりますので、請求されることがあります。

④ 障害年金

日本年金機構ホームページによると障害認定の基準において、腎移植患者の取り扱いは下記のとおりです。

ア 腎移植を受けたものに係る障害認定に当たっては、術後の症状、治療経過、検査、成績及び予後等を十分に考慮して総合的に認定する。

イ 障害年金を支給されている者が腎移植を受けた場合は、臓器が生着し、安定的に機能するまでの間を考慮して術後1年間は従前の等級とする。

腎移植後に体調改善や社会復帰に伴い、支給が停止・減額となることもあります。こちらも、各移植施設の社会福祉士とよくご相談ください。

Q3 腎移植を受けることができるための条件にはどのようなものがありますか？

A ①末期腎不全であり現在透析している、もしくは近い将来腎代替療法が必要である状態。②全身麻酔の手術が受けられる心肺機能。③腎移植後服薬なども含め自己管理ができる認知機能や精神状態。④超高齢者でないこと。これらの条件が満たされていれば、腎移植を受けることができます。

解説

心肺機能が手術に耐えられる状態であることが必要です。発症早期の心筋梗塞、不安定狭心症、重症不整脈、重症弁膜症、重症心不全、高度な呼吸機能低下をきたしている肺疾患などは、周術期死亡のリスクとなります。

腎移植患者さんは拒絶反応の予防のため数種類の免疫抑制薬による免疫抑制療法が必要です。**怠薬による免疫抑制薬の中止は移植腎廃絶の原因となります**。精神疾患があっても必ずしも腎移植の禁忌とはなりませんが、**アルコールおよび薬物の依存症あるいは精神疾患や認知機能の低下のため自己管理でき**ない患者さんは、腎移植の適応について、ご家族などのサポートが得られるかなど、腎移植の適応を慎重に判断する必要があります。

レシピエントの年齢制限については明確に決められてはいませんが、わが国で2017年に行われた生体腎移植のレシピエントのうち70歳以上が4.2%であり、献腎移植では1.6%でした。このうち80歳以上のレシピエントもおられます。しかし、平均寿命を超えている高齢者が腎移植を希望する場合は、ドナー年齢も考慮して慎重に腎移植の決定をします。

小児の場合

移植される腎臓とレシピエントの体格とのミスマッチがあるため、目安として**身長85〜90 cm以上、体重10 kg以上であることが望ましいで**す。また、体格が小さければ小さいほど、大量の輸液・輸血負荷に耐えうる心機能を保持していることが必要です。

Q4　腎移植を受けることができない条件はありますか？

A　腎移植を受けることができない絶対的な禁忌としては、①活動性感染症、②現在進行中の悪性腫瘍、③違法薬物乱用、④可逆的な腎不全、⑤管理不能な精神疾患、⑥治療に対する拒否、⑦重篤な全身状態で明らかに短い寿命があります。適切な免疫抑制薬治療ができない状況では腎移植を受けることはできません。また、移植前の詳細な全身評価によりそのままでは移植ができない状況（相対的な禁忌）でも、治療して移植可能な状態になれば腎移植を受けることができます。

解説

絶対的な禁忌（表4-1）から外れる末期腎不全患者さんのほとんどは腎移植を受ける候補者となる可能性はあります。また、患者さんの原腎疾患や免疫状態、併発症のために、**そのままでは移植ができない患者さん（相対的な禁忌）（表4-2）も治療によって移植可能な状態になれば腎移植を受けることが可能となります。**

腎移植後は免疫抑制薬治療を継続しなければならず、**慢性感染症は腎移植後に再燃しないように移植前にきちんと治療しておくことが必要になります。**免疫抑制療法はがん細胞の増殖を促進させるため、**がんがある場合には腎移植を受けることはできず、がんの治療を先行させます。がんの既往がある場合には、進行がんであったなら治療後5年経過して再発がないことを確認してから腎移植を行う**のが一般的です。がんの部位や種類によっては短期間の経過観察で腎移植可能なものもあります。

原疾患によっては移植腎に高率に再発し、移植腎喪失に至ることもあります（第4章5項参照）。

抗ドナーHLA抗体は超急性抗体関連型拒絶反応・移植腎廃絶の原因となります（第4章11項参照）。最近のHLA検査の進歩により、抗ドナー抗体が移植可能な量であるかどうかを見極めることができるようになり、移植前に抗ドナー抗体を取り除く前処置を行うことによって腎移植が安全に行えるようになっています。

喫煙者は禁煙後に、高度な肥満患者さんは適正値（BMI＜27）に近づけるよう指導のうえ、腎移植を行います。また、薬を増やしたりしても、食事などの自己管理ができず、コントロールできないような管理不十分な糖尿病や代謝疾患の患者さんも、術前にきちんと血糖などの管理が必要です。

表4-1　絶対的な腎移植禁忌

- 現在進行中の悪性腫瘍
- 違法薬物乱用
- 管理不能な精神疾患
- 治療に対する拒否
- 重篤な全身状態で明らかに短い寿命

表4-2　相対的な腎移植禁忌

- 慢性感染症
- がんの既往
- 原腎疾患が移植後高率に再発し移植腎機能が喪失するリスクが高い疾患
- ドナーに対する抗ヒト白血球抗原（HLA）抗体の存在
- 喫煙者、高度肥満者
- 管理不十分な糖尿病、代謝性疾患
- 全身麻酔に耐えられない心肺機能、心臓インターベンションを要する冠動脈疾患、多臓器不全
- 小児レシピエントにおける体格不足　（第4章3項参照）
- 重大な尿路系異常、自己腎摘出の必要性

全身麻酔に耐えられない心機能や冠動脈疾患のある患者さんでは、冠動脈疾患に対して治療介入を行ってから腎移植の準備にかかることが必要です。

移植腎を植えるスペースを確保するために多発性嚢胞腎では片側腎摘出を行うこともあります。ウィルムス腫瘍を発生させる危険のあるDrash症候群や難治性尿路感染症、高度の膀胱尿管逆流、重度の難治性高血圧などでは自己腎摘出術も腎移植前に検討されます。下部尿路障害（後部尿道弁、プルーンベリー症候群、神経因性膀胱）および膀胱機能の異常がある小児も、移植前に慎重に評価し治療介入する必要があります。

小児の場合

下記の疾患は、腎移植前に適切な管理や治療が必要となります。

先天性腎尿路異常

膀胱尿管逆流に伴う反復性の尿路感染症があれば、事前の逆流防止術や逆流のある自己腎の摘出を行う必要があります。神経因性膀胱があれば、膀胱拡大術や術後の間欠的自己導尿などが検討されます。

難治性のネフローゼ症候群（先天性ネフローゼ症候群、巣状分節性糸球体硬化症）

残腎機能があり、高度蛋白尿、低アルブミン血症、凝固能亢進がある場合、腎移植後に血栓症を起こすリスクが高いため、尿量が減ってそれらの状態が改善してから移植することが望ましいです。

常染色体劣性多発性嚢胞腎

両側腎腫大、高血圧、肝疾患を特徴とします。肝線維症があって門脈圧亢進、食道静脈瘤、脾腫、汎血球減少がある場合は、汎血球減少の是正のために脾臓摘出が考慮されます。食道静脈瘤からの出血がコントロール困難な場合や、肝内胆管拡張があって胆管炎を反復する場合は腎移植より先に（あるいは同時に）肝移植を行う必要があります。

Q5 腎移植後に再発しやすい腎疾患はありますか？

A 末期腎不全の原因となった腎疾患により再発しやすさや移植腎喪失のリスクは異なっています。腎移植を受ける場合には腎疾患が何であるのかをできるだけ明らかにしておくことが必要です。再発しやすく、移植腎機能喪失リスクの高い疾患では、移植前にレシピエント・ドナーに再発のリスクについてよく説明して移植の適応を吟味するとともに、移植前に行うことのできる再発予防対策も考慮します。

解説

腎炎・ネフローゼ症候群を呈する糸球体疾患は、移植腎に再発する最も一般的な疾患ですが、そのリスクは疾患によって異なっています（表4-3）。ほとんどの糸球体腎炎は再発する可能性があり、腎移植評価のときにはレシピエントの原因となった腎疾患により再発率や必要な移植前の対策について説明しておくことが必要です。疾患によっては、移植前に再発予防対策を行うことも可能であり、移植腎への再発が疑われた場合にも早期に治療方針を立てることができます。

巣状分節性糸球体硬化症（FSGS）では、患者さんの約20〜30％で再発し、このうち移植腎機能が喪失するのは約50％で、再発による移植腎機能廃絶後の二次移植ではほぼ100％で再発するといわれています。明らかな再発予防策はありません。ただし、遺伝子異常によるFSGSの場合はほとんど再発しません。**C3腎症（C3腎炎、DDD）は再発率および再発後の移植腎喪失率とも高く**、移植適応について十分な議論が必要となります。IgA腎症は末期腎不全の原因疾患としては最も多いもので40〜50％に再発はみられるものの、移植腎喪失に関わる腎炎の進行は少ないといわれています。

全身疾患に伴う二次性糸球体疾患でも各々の頻度で再発は起こりますが、**移植腎機能喪失のリスクが高いのは溶血性尿毒症症候群（HUS）／血栓性血小板減少性紫斑病（TTP）やクリオグロブリン血症です。**

表 4-3 腎移植後の再発性腎疾患：再発率と再発性腎疾患による移植腎機能喪失率

腎疾患	再発率 (%)	再発性腎疾患による 移植腎機能喪失率 (%)
原発性糸球体疾患		
巣状分節性糸球体硬化症 (FSGS)	20 ～ 30	40 ～ 50
膜性腎症	10 ～ 20	50
免疫複合体性膜性増殖性腎炎 (MPGN)	20 ～ 30	30 ～ 40
C3 腎炎	70	50
Dense deposit disease (DDD)	80 ～ 100	最大 100%
IgA 腎症	40 ～ 50	6 ～ 33
抗 GBM 抗体型腎炎	10	まれ
二次性糸球体疾患		
アレルギー性紫斑病	15 ～ 35	10 ～ 20
ループス腎炎	<10	まれ
HUS/TTP	28	40 ～ 50
糖尿病性腎症	100	<5
アミロイドーシス	30 ～ 40	不明
ANCA 関連血管炎	17	<10
原発性混合性クリオグロブリン血症	50	頻繁
代謝性・遺伝性疾患		
オキサローシス (原発性高シュウ酸尿症)	90 ～ 100	大多数
シスチン症	～ 0	まれ
ファブリー病	100	まれ
アルポート症候群	～ 0*	～ 0

*抗 GBM 抗体型腎炎を発症することがある。

(Kasiske BL, et al. Am J Transplant 2001;1 Suppl 2:3-95 より改変引用)

腎不全を起こす代謝性・遺伝性疾患も再発すること が知られていますが、再発によって移植腎喪失する ものはまれです。先天的な代謝酵素の欠損によって 肝臓でシュウ酸が過剰に産生される**原発性高シュウ 酸尿症 (原発性オキサローシス)** は、肝移植を行って いない場合には 100％再発を起こし、その大部分 が移植腎機能喪失に至ります。したがってオキサ ローシスを原疾患とする腎移植では、前もって肝移 植を受けておくか肝腎同時移植を検討します。

Q6 透析を受けずに移植する先行的腎移植 (PEKT) はどのような腎機能で受けられますか？

A 成人の場合は、eGFR 15 mL/min/1.73m^2 未満になった時点で先行的腎移植を考え ます。ただし、実際には eGFR 10 mL/min/1.73m^2 前後で腎移植を行っています。

小児の場合は、少し余裕をもって eGFR 10 ～ 20 mL/min/1.73m^2 で腎移植が行われます。た だし、成長障害などの腎不全症状が顕著な場合や患者家族のライフイベントを考慮して、eGFR が 20 mL/min/1.73m^2 以上でも腎移植を行うことがあります。

[解説]

先行的腎移植 (preemptive kidney transplan- tation：PEKT) は、厳密には透析を経ずして生体腎 移植を行う方法です。ただし、移植直前に短期間だ

け透析を行い、生体腎移植を受けた症例も PEKT と 呼ぶ場合があります。現在、わが国では約 30％の 症例が PEKT の形で腎移植を受けています。尿毒症

症状が高度であると腎移植手術が実施しにくいため、**透析導入のタイミングよりeGFRがやや高い段階でPEKTは行われています。**

もともとPEKTは小児に対して、早期に移植することにより、その後の成長促進、栄養状態改善、生活の質や日常活動度の向上を目的として行われてきました。**eGFRによる小児の透析導入基準はおおむね10 mL/min/1.73m² 未満とされていますが、先行的腎移植は少し余裕をもってeGFR 10 ～ 20 mL/min/1.73m² の時点で施行されています。**ただし、成長障害などの腎不全症状が顕著な場合や患者家族のライフイベントを考慮して、eGFRが20 mL/min/1.73m² 以上でも腎移植を行うことがあります。症例によって腎機能障害の進行速度が異なる点にも注意が必要です。

海外では、小児でも成人でも献腎移植の形でPEKTが行われています。**わが国でも、日本臓器移植ネットワークに先行的腎移植を献腎移植で申請できるようになりました**（表4-4）。

表4-4　先行的腎移植を献腎移植で申請できる基準

1. 申請時から1年前後で腎代替療法が必要になると予測される進行性腎機能障害例
2. 成人例では eGFR 15 mL/min/1.73m² 未満
3. 小児例と現在腎移植後で腎機能低下が進行してきた例では eGFR 20 mL/min/1.73m² 未満

Q7　腎移植の成績はどのような現況ですか？

A　日本では2019年には年間約2,000件の腎移植が行われており、腎移植の成績は年々向上しています。しかし、年齢、糖尿病、先行的腎移植は生着率や生存率に影響します。最近の成績では、ABO適合/不適合は生着率や生存率に影響していません。

解説

① 腎移植の傾向

現在、わが国では**2019年には年間約2,000件の腎移植が行われており、その数は少しずつ増加しています**（表4-5）。また、腎移植後の成績は年々向上しています（**第4章17項参照**）。最近の特徴として、夫婦間移植と先行的腎移植(PEKT)（**第4章6項参照**）が増加しています。施設により異なりますが、それぞれ30 ～ 40%程度を占めます。

② 腎移植の成績

献腎移植と生体腎移植を比較すると、生体腎移植の生存率、生着率がやや優れています。また、**生体腎移植後の成績に影響するのはレシピエントの年齢、糖尿病**などです。60歳以上のレシピエントの生存率、生着率は低く、糖尿病合併症例のレシピエントの生存率、生着率は低いことが示されています（図4-4、4-5）。**先行的腎移植 (PEKT)の生存率、生着率がわずかながら非先行的腎移植より優れています**（図4-6）。**ABO適合一致・不一致/不適合腎移植で生存率、生着率に差はなくなっています**（図4-7）。

腎移植をされた方の生存率は透析をされている方に比べてよいという結果も多く報告されています。2003年の米国の研究では、腎移植後の死亡リスクは25 ～ 34歳では健常人の10倍(透析患者は100倍)、55 ～ 64歳では3倍程度となっています。日本の調査では年齢別の平均余命を算出していませんので、日本でのデータは不明です。

表4-5　最近10年の腎移植実施症例数

西暦	生体腎	献腎 （心停止）	献腎 （脳死）	合計
2008	994	184	26	1,204
2009	1,112	175	12	1,311
2010	1,277	146	62	1,485
2011	1,386	126	86	1,598
2012	1,420	116	77	1,613
2013	1,438	67	88	1,593
2014	1,479	42	85	1,606
2015	1,503	63	104	1,670
2016	1,471	61	116	1,648
2017	1,544	65	133	1,742
2018	1,683	55	127	1,865
2019	1,807	54	176	2,017

（文献9より引用集計）

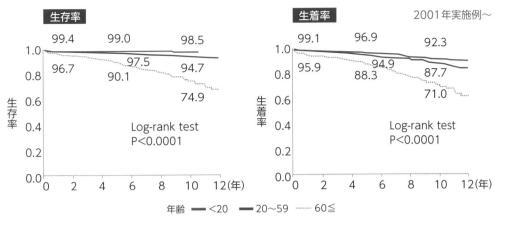

図 4-4　年齢別腎移植成績

（文献 9 より改変引用）

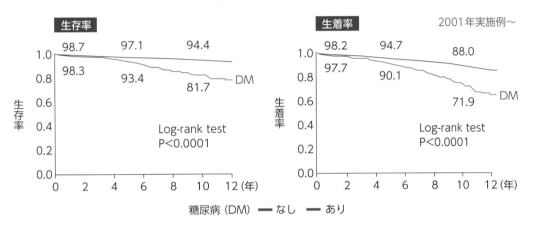

図 4-5　腎移植成績への糖尿病の影響

（文献 9 より改変引用）

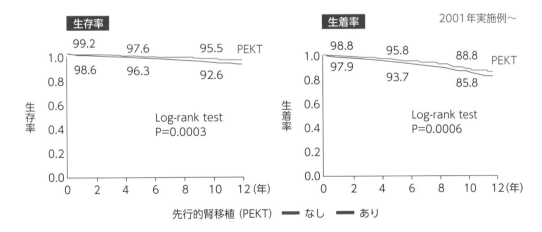

図 4-6　先行的腎移植の比較

（文献 9 より改変引用）

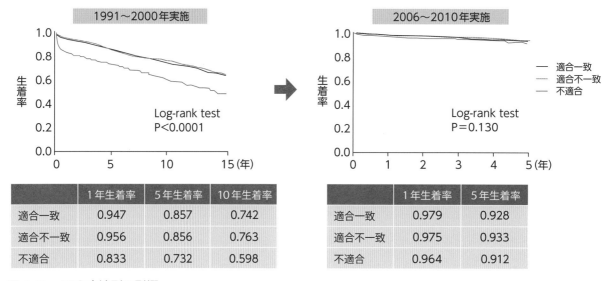

図 4-7　ABO 血液型の影響

（文献 9 より改変引用）

小児の場合

　小児においても、生存率、生着率は、生体腎移植、献腎移植ともに改善しています（図 4-8 ～ 4-11）。小児における移植腎機能廃絶の最も多い原因は拒絶反応ですが、経年的に減少しています。一方、**患者自身の免疫抑制薬の中止（服薬ノンアドヒアランス）による移植腎機能廃絶の割合は増加傾向にあり、2 番目の原因となっており、小児腎移植における課題の一つとなっています。**

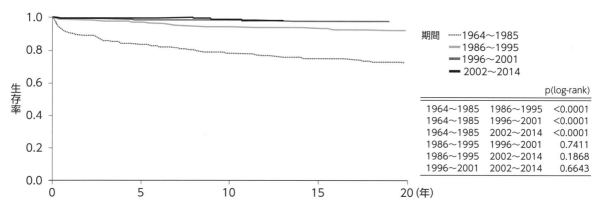

図 4-8　小児生体腎移植の生存率

（服部元史ほか. 日臨腎移植会誌 2016;4:301-312 より改変引用）

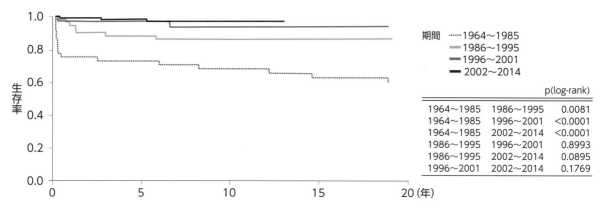

図 4-9　小児献腎移植の生存率

（服部元史ほか. 日臨腎移植会誌 2016;4:301-312 より改変引用）

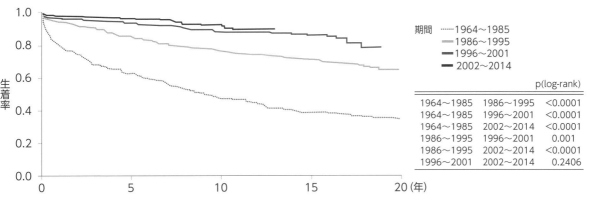

図 4-10　小児生体腎移植の移植腎生着率

（服部元史ほか．日臨腎移植会誌 2016;4:301-312 より改変引用）

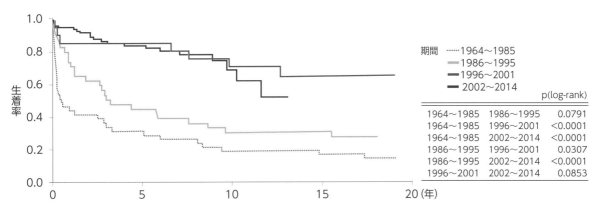

図 4-11　小児献腎移植の移植腎生着率

（服部元史ほか．日臨腎移植会誌 2016;4:301-312 より改変引用）

Q8　ABO不適合腎移植の症例では、どのような術前処置が必要ですか？

A　生体腎移植にかぎり、ABO血液型が異なっていても腎移植を行うことが可能です。血液型不適合移植の場合は、その多くで腎移植手術前に抗血液型抗体の除去を目的とした血漿交換や、抗体産生能を抑制するための脱感作療法（リツキシマブ、ステロイド、セルセプト、カルシニューリン阻害薬など）を行うことにより、抗体関連型拒絶反応が抑制できるようになっています。

解説

血液型不適合腎移植は安全に施行可能です。

腎臓の血管にも赤血球と同様の血液型の標識（A抗原とB抗原）があります。B抗原がない（A型・O型）人はB型を異物と認識する抗B抗体を持っています（図4-12）。A抗原がない（B型・O型）人は抗A抗体を持っています。

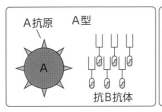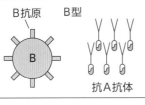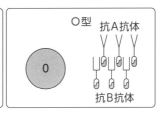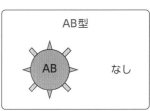

図 4-12　ABO血液型と抗体

表4-6　ABO血液型不適合・不一致の組み合わせ

血液型不適合

ドナー （腎臓を提供する方）	レシピエント （腎移植を受ける方）
A	B
A	O
B	A
B	O
AB	A
AB	B
AB	O

血液型不一致

ドナー （腎臓を提供する方）	レシピエント （腎移植を受ける方）
A	AB
B	AB
O	A
O	B
O	AB

　輸血の場合と同様に、たとえば抗B抗体を持っているA型、O型のレシピエントにB型もしくはAB型のドナーの腎臓を移植すると、異物と認識されて（血液型不適合）、拒絶されます（表4-6）。血液型が異なっていてもA型のレシピエントにO型のドナーから腎臓を移植しても（血液型不一致）拒絶反応は起こりません。

　血液型不適合腎移植では移植前の免疫抑制薬の服用方法・種類などが変わってきます。**具体的には免疫抑制薬を少し早めから飲み始めたり、リツキシマブという抗血液型抗体産生を抑制する薬剤を使用したりします。**また、**移植手術前に血漿交換を行って、抗血液型抗体を減らすようにします。**抗血液型抗体の値が低い場合では血漿交換療法を行わないこともあります。**ABO血液型不適合腎移植の成績はABO血液型適合腎移植と比べて遜色ありません（第4章7項参照）。**

Q9　海外でも腎移植は受けられますか？

A　　2008年、国際移植学会は「臓器移植については、ドナーを自国で供給することを原則とする」とする「イスタンブール宣言」を採択しました。自国での臓器提供の推進、臓器売買、移植ツーリズム（不正な手段での臓器入手による渡航移植）の禁止、生体ドナーの保護を謳った宣言です。東南アジアや中国などで違法な手段で提供された腎臓の移植にはさまざまな医学的問題、危険性があり、回避されるべきです。

解説

　心臓移植などと異なり、末期腎不全症例は透析医療で生命維持が可能です。したがって、「イスタンブール宣言」、「臓器の移植に関する法律」、「日本移植学会倫理指針」に従い、**自国での腎移植が原則となっています。**

　ところが、国内での臓器提供の不足から東南アジアや中国などでの移植ツーリズムがわずかながら報告されています。渡航移植には倫理的にはもちろんのこと医学的にも多くの問題点、危険性が含まれています。「イスタンブール宣言」やわが国の「臓器の移植に関する法律」、「日本移植学会倫理指針」に反する行為であるのみならず、移植後の診療にあたっては、安全な診療が困難なことが少なくありません。移植施設からの腎移植に関する情報（ドナー、手術、移植後の経過、検査結果、治療内容など）は不足し、適切な診療が行えないのが実情です。そのため、不測の事態に陥ることもあります。このような理由から移植後の診療依頼を受けないとする国内腎移植施設もあります。診療拒否を提訴された事例もありますが、棄却との判決が下されています。移植ツーリズムは患者さんに勧めるべきではありません。

Q10　病腎移植とはどのようなものですか？

A　治療のために摘出された腎臓を修復して別の患者に移植することを病腎移植（または修復腎移植）といいます。具体的には小径腎腫瘍を有する腎臓を摘出し、腫瘍を切除した後に、残りの腎臓を移植します。現時点でこの移植の医学的な妥当性は確立されておらず、一部施設での実施が条件付きで「先進医療」に指定されています。

解説

病腎移植とは、一般的に小径腎腫瘍を有する腎臓を摘出し、腫瘍を切除した後に行う移植を指しています。腎動脈の動脈瘤があり、血管形成術を施してから腎移植を行う場合も、広義には病腎移植と言います。

2006年に愛媛県の移植施設で病腎移植が実施されていることが発覚しました。医学的見地からの問題やインフォームドコンセント、倫理委員会での審議などに不透明さがあるなど、この移植には多くの問題点のあることが指摘されました。そして、2007年、日本移植学会は医学的な妥当性がないと

の見解を発表し、以来、一部施設以外では実施されていません。厚生労働省も医学的妥当性はないとしていましたが、2017年、厚生労働省先進医療技術審査部会は一部施設での実施を厳しい条件下で「先進医療」として認めることを決定し、2019年1月、告示されました。修復腎移植術は、原則、非親族間生体臓器移植であることから、申請医療機関に設置される修復腎移植検討委員会の審議結果をもって、日本移植学会倫理委員会に意見を求めることを腎移植関連5学会が要望し、すでに申請医療機関から承諾を得ております。

Q11　腎移植前にはどのようなことを行いますか？

A　生体腎移植前には組織適合性検査（HLAタイピング、クロスマッチ検査）や全身状態の評価（がんや感染症がないか、安全に腎移植手術を受けることができるか）、必要であればB型肝炎などのワクチン接種を行います。また、双方に適切な判断力を持って十分に移植および提供について理解していることを第三者に確認してもらうための精神科受診も必要です。献腎移植を希望した場合は、生体腎移植術同様にHLA検査、全身評価に加え、年1回の移植希望施設での評価が必要です。

解説

生体腎移植では、レシピエント・生体ドナー候補者ともに、腎移植と提供に関する利益とリスクを理解・納得したうえで、生体ドナー候補者が提供を申し出た後に、腎移植前の精密検査を開始します。

精密検査の内容は、組織適合性検査（HLAタイピング、クロスマッチ検査）と全身状態の評価（がんや感染症がないか、安全に腎移植手術を受けることができるか）があります。

また、**精密検査の前に、適切な判断力を持って十分に移植および提供について理解していること（脅されていないか、金品の授与がないかも含めて）を第三者（主に精神科受診）によって確認**してもらいます。精神科受診の際は生体ドナー候補、レシピエン

ト候補別々に受診してもらいます。これは生体ドナー候補、レシピエント候補それぞれの提供する権利/提供したくない権利・受ける権利/受けない権利を保障するためです。また、高齢ドナーの場合は精神科受診の際に認知症がないかどうかを調べることがあります。これは適切な判断力があるかどうか、自発的な意思を確認しているものです。

腎移植前に移植施設にて検査（**表4-7**）を行いますが、すでに腎臓病の検査の中で最近検査をした項目があれば省略することも可能です。既往歴や検査結果によってはさらに他の科の受診や追加精密検査を必要とすることもあります。初めての移植施設への受診から移植手術までは、施設によりますが、基本

的には3ヵ月程度はかかります。検査結果で異常が見つかったり、追加精査が必要になったりすると、それ以上かかる場合や腎移植を行えない場合もあります。安全に手術を行えるように十分な時間をかけて検査と評価を行います。並行して、生体ドナー候補の方も検査を行います（**第4章33項参照**）。

① 組織適合性検査

HLA（ヒト白血球型）は白血球の表面にある自己と非自己を認識する抗原です。HLAは数多くのタイプがありますが、特に移植に関与するのはHLA-A（27種類）、HLA-B（57種類）、HLA-DR（21種類）で、1人がそれぞれについて二つずつ、合計6種類のタイプを持っています。腎移植ではHLAの型が異なっていても移植は可能です。

レシピエントがドナーのHLA抗原に対する抗ドナー抗体を持っていると拒絶反応が起こるため、クロスマッチ検査を行います。クロスマッチ検査にはダイレクトクロスマッチとフローサイトクロスマッチがあります（**表4-8**）。また、レシピエントが抗ドナー抗体を持っているかを調べるために、フローPRA、抗ドナーHLA抗体検査（DSA）を行います。近年ではクロスマッチ検査が陽性でも程度によっては手術前の免疫抑制療法を工夫することで、腎移植手術を行うことができる場合が多いですが、ダイレクトクロスマッチ検査陽性ペア（T warm）では腎移植は禁忌とされています。抗ドナーHLA抗体検査は現在保険収載されています。

表4-7　腎移植前にレシピエントが受ける検査

組織適合性検査
- HLAタイピング（血液検査）
- クロスマッチ検査（ドナーとレシピエントの血液検査）
  陽性の場合は抗ドナーHLA抗体検査の追加が必要
- 血液型（不適合の場合は血液検査にて抗血液型抗体価）

全身状態の評価
- 血液検査（腎機能、肝機能、止血機能などの一般的な血液検査）
- 感染症の検査
  B型・C型肝炎ウイルスや梅毒・HIV・HTLV-1の血液検査
  サイトメガロウイルス検査、EBウイルス検査
  麻疹・風疹・水痘・ムンプスの抗体があるかどうかの検査
  潜在性結核感染の有無（インターフェロンγ遊離試験（Interferon-Gamma Release Assay：IGRA））
  耳鼻科・歯科・眼科受診（副鼻腔炎や齲歯のチェック）
- 悪性腫瘍の検査
  肺がん検査（胸部レントゲン・CT）
  胃がんの検査（上部消化管内視鏡検査）
  大腸がん検査（便の潜血反応、必要であれば下部消化管内視鏡検査）
  その他CTにて全身の腫瘍や感染症の評価
  婦人科・乳腺外科受診（女性）、前立腺がん検診（男性）
- 全身麻酔を安全に受けることができるかどうかの検査
  心臓の評価（心電図・心臓超音波検査：必要時、循環器内科受診）
  動脈硬化の評価（ABI・頸部超音波検査）
  糖尿病の有無（糖負荷検査）
  肺機能の評価（呼吸機能検査）
  内服薬・アレルギー・既往歴（これまでにかかった病気）・家族歴などの聞き取り
  総合的な評価（麻酔科受診）
- 膀胱尿道造影検査（膀胱の機能検査、尿管の逆流がないかを検査する）
- 骨密度検査

適切な判断力の評価・血縁関係の評価
- 精神科受診
- 戸籍の確認（免許証などの顔写真入りの身分証明書や戸籍謄本により本人確認、ドナーとレシピエントの続柄確認）

その他必要な項目
- ワクチン接種（B型肝炎・生ワクチン）
- 身体障害手帳・自立支援医療（更生医療）取得の手続き（先行的腎移植の場合）

② 全身状態の評価

腎移植後に服用する免疫抑制薬の副作用として、感染症・悪性腫瘍の増加・血糖値の上昇などがあるため、腎移植前に感染症や悪性腫瘍・糖尿病（予備群を含めて）、これらの疾患がないかどうか、検査を行います。感染症や肝炎ウイルス、悪性腫瘍がみつかった場合は、腎移植よりも先にそちらの治療を優先します。悪性腫瘍の種類や進展度によって根治治療から移植可能となるまでの期間が異なりますが、治療後3〜5年待機してからの移植を行います。

また、心肺機能や肝臓に問題がないかどうかの検査も行います。内服薬・アレルギー・既往歴も安全に全身麻酔を受けることができるかどうかを検討するためには必要です。また、長期間透析をしていると膀胱の萎縮が起こるため、膀胱尿道造影検査や排尿検査を行い、膀胱の大きさや逆流の有無を確認します。

③ ワクチン接種

腎移植後免疫抑制薬を内服すると、生ワクチンは基本的には禁忌となるため、手術前に各抗体価（B型肝炎・風疹・麻疹・水痘・おたふくかぜなど）を評価して、必要であればワクチン接種を実施します

（表4-9）。抗体価陰性であれば、移植前に生ワクチンは接種しておきます。また、不活化ワクチン（インフルエンザワクチン・肺炎球菌ワクチン・B型肝炎ワクチン・トラベルワクチン）は腎移植後も半年程度経過すれば接種可能です。B型肝炎ワクチンは可能であれば腎移植前に接種を済ませておくことが望ましいですが、抗体価が陽性化するまで数ヵ月かかることがあるため、将来的に腎移植を考慮する場合はCKDの早めの時期から計画的なワクチン接種が必要です。

献腎登録の場合の検査

献腎移植の場合、HLAのみ各地域のHLA検査センターにてHLA検査を行います。HLA検査は基本的には保険収載外の検査ですので、3万〜5万円程度の実費がかかります。県によっては補助金が下りることもあります。献腎登録の際には生体腎移植前の検査と同様の全身状態の評価を行います。ただし、献腎登録後、多くの方は10年以上の期間の待機を行いますので、維持透析施設もしくは移植施設で年に1回程度悪性腫瘍や長期透析の合併症（動脈硬化など）の評価を継続します。

表4-8 組織適合性検査

項目	結果	判定
ダイレクトクロスマッチ （CDCXM）	T warm 陽性 B warm 陽性 B cold 陽性	禁忌（FCXM陰性なら要精査） 原則OK（要相談） 原則OK
フローサイトクロスマッチ （FCXM）	T cell 陽性 B cell 陽性	要相談 要相談
フロー PRA	陽性	要精査（抗ドナー抗体定量検査）
抗ドナー HLA抗体検査	陽性	拒絶反応のリスクあり （術前脱感作療法を考慮する）

表4-9 わが国で接種できるワクチン一覧（2020年1月現在）

【定期接種】
（対象者年齢は政令で規定）

生ワクチン
BCG
麻疹風疹混合（MR）
麻疹（はしか）
風疹
水痘

不活化ワクチン
百日咳・ジフテリア・破傷風・不活化ポリオ混合
百日咳・ジフテリア・破傷風混合
ジフテリア・破傷風混合トキソイド
ポリオ
日本脳炎
肺炎球菌（13価結合型）
インフルエンザ菌b型（Hib）
B型肝炎
ヒトパピローマウイルス（HPV）：2価、4価
インフルエンザ
肺炎球菌（23価莢膜ポリサッカライド）

【任意接種】

生ワクチン
おたふくかぜ
ロタウイルス：1価、5価
黄熱
帯状疱疹（水痘ワクチンを使用）

不活化ワクチン
破傷風トキソイド
成人用ジフテリアトキソイド
A型肝炎
狂犬病
髄膜炎菌：4価
帯状疱疹

定期接種を対象年齢以外で受ける場合

　小児の末期腎不全の原因は先天性腎尿路異常であることが多いです。そのため、尿路感染症の既往や神経因性膀胱がある場合は**膀胱尿道造影検査や尿流動態検査**を行い、膀胱尿管逆流の有無や膀胱コンプライアンスを確認する必要があります。検査結果に応じて、自己腎摘や間欠的自己導尿の導入・継続、膀胱拡大術の適応が検討されます。

　また、小児では奇形症候群や中心静脈・透析用カテーテル挿入歴のある場合等、大血管の閉塞や走行異常を合併していることがあります。そのため、事前に**超音波やCT等で頸部血管や腹部の主要血管（大動脈、下大静脈、総腸骨動静脈など）を評価しておく**ことが重要です。

Q12 移植施設はどのように選択し、どのようなCKDの時期に紹介すればよいですか？

A　腎移植施設受診から生体腎移植まで少なくとも3ヵ月〜半年は必要となることが多いため、先行的腎移植を希望する場合は少なくともeGFRが15 mL/min/1.73m^{2}を下回ったところで移植施設への紹介が必要です。確実に透析を経ない腎移植を希望される場合はeGFRが30 mL/min/1.73m^{2}を下回ったところで、施設紹介を検討します。透析を受けている患者さんは、どのタイミングでも紹介可能です。

解説

　2019年7月31日現在、わが国では**生体腎移植と献腎移植を行う約130の移植施設があります（第4章15項参照）**。これに加えて、少数ですが生体腎移植のみ実施している施設もあります。

　腎移植施設は腎移植に関する十分な経験のある2名以上の医師が常勤として存在することなどの条件を満たした施設に対して、日本腎臓学会の承認により認定されています。腎移植実施件数には施設により差がありますが、**可能であれば通院可能範囲の施設を選択します**。基本的には主治医の腎臓専門医が移植施設を選択し、紹介します。移植条件などによっては近くの移植施設では対応できないこともあります。

　腎移植施設への紹介時期に関しては、現在透析（血液透析・腹膜透析）をされている方は、どのタイミングでも腎移植を検討する機会は残されています。いったん透析を選択しても、仕事や家庭の状況などにより、生体腎移植あるいは献腎移植の登録を再度考え直すことは必要です。主治医と相談のうえ、ご希望のタイミングで移植施設への紹介・相談をすることが可能です。

　一方で、透析を経ない先行的腎移植を希望する場合、透析導入が必要となる腎機能より前の段階で移植施設への受診が必要です。**腎移植前にはさまざまな検査やワクチンの接種が必要なため、腎移植施設受診から腎移植までには3ヵ月〜半年は必要となります**。腎移植施設への紹介のタイミングは規定されていませんが、少なくともeGFRが15 mL/min/1.73m^{2}を下回ったところで移植施設への紹介が必要です。確実に透析を経ない腎移植を希望される場合はeGFRが30 mL/min/1.73m^{2}を下回ったところで、施設紹介を検討します。また、先行的腎移植を行う際、移植前に「じん臓機能障害」に関する身体障害者手帳を取得し、内部障害（腎臓）に関する自立支援医療（更生医療）を取得します。

　献腎移植の場合、現在透析を行っていなくても、慢性進行性に腎機能が低下し、申請時より1年前後で腎代替療法が必要となる症例は献腎移植の登録を行うことが可能です。具体的な登録可能腎機能（eGFR）の目安は、成人では15 mL/min/1.73m^{2}未満、小児と腎移植後腎機能低下例では20 mL/min/1.73m^{2}未満となっています。

小児の場合

小児の場合は、特有ないくつかの準備すべき事項（予防接種や下部尿路の評価など）があるため、GFRが30 mL/min/1.73m² 前後に低下した時点で小児の腎移植に精通した施設への紹介が望ましいです。特に、巣状分節性糸球体硬化症などで腎機能低下が急速に進行する場合は、早めの紹介が望ましいです。

Q13　移植施設に紹介する際に必要な情報はどのようなものですか？

A　腎移植手術を安全に行うために、外科的手術前に必要な身体的情報と移植後免疫抑制薬を使用することを配慮した身体的情報の提供を行います。生体腎移植ではレシピエントとドナー双方の情報提供、献腎移植では透析条件や透析合併症などの情報提供も必要です。

解説

現病歴、既往歴、家族歴、内服薬剤などの基本的情報提供は必須です。特に、**原因となった腎疾患やその疾患の家族歴は移植後の管理や腎疾患再発の予測に重要**です。再発性の高い巣状分節性糸球体硬化症（FSGS）が原因疾患の場合は、移植前に血漿交換が必要となります（**第4章5項参照**）。

生体腎移植では**レシピエントとドナーの血液型**は必ず確認が必要です。ABO不適合腎移植であれば、血液型抗体の値によって術前に血漿交換が必要となります。HLAタイピング、クロスマッチテスト、抗ドナー抗体（DSA）などは移植医側で実施することが一般的です（**第4章11項参照**）。

最も必要な検査情報は、**悪性腫瘍、感染症、心血管系疾患、消化器系疾患**に関する情報であり、これらの疾患の病状を正確に伝える必要があります（**表4-10**）。これらの検査情報は、レシピエントのみならず一部を除いてドナーに関しても必要です。これらの検査すべてを紹介元で実施してから紹介するか、それとも移植施設に一部はお願いするのか、は紹介施設と移植施設の連携状態によっても異なります。

長期透析患者さんを紹介する場合は、**透析合併症や心血管系疾患の状態などは詳しく情報提供**します。腎移植前に副甲状腺腫大が顕著な場合は、移植後高カルシウム血症が遷延しますので、腎移植前に副甲状腺摘出術を検討します。**破壊性脊椎関節症や脊柱管狭窄症などを伴う透析アミロイドーシス骨関節症**も、術前の手術的処置を検討します。下肢動脈の末梢動脈閉塞症がある場合は、しばしば骨盤内動脈の閉塞も合併しており、腎移植後に下肢動脈閉塞症が悪化しないか、腎移植術自体が可能であるか、移植前に十分な検査をする必要があります。

表4-10　移植施設に紹介する際に必要な検査

感染症検査	CRP、HBs抗原、HBs抗体、HBc抗体、HCV抗体、STS、TPHA、T-SPOT
悪性腫瘍検査	胸部レントゲン写真、胸腹部CT、腹部超音波検査、上部消化管内視鏡検査、便潜血または下部消化管内視鏡検査、腫瘍マーカー（CEA、CA19-9など）、婦人科検診、乳がん検診、歯科検診、耳鼻科検診、眼科検診、皮膚科検診
心血管系疾患検査	安静時ECG、心エコー検査、呼吸機能、ABI、PWV 虚血性心疾患が疑われるときは負荷心電図、心筋シンチグラフィー
一般内科的検査	血液型、腎機能、尿所見、末梢血検査、血液凝固能、肝機能、フェリチン、TSAT、血糖値、HbA1c、尿酸、脂質データ
透析合併症検査	CKD-MBD、透析アミロイドーシス、末梢動脈閉塞症

　下記のような情報を伝えます。小児特有のものとして、**出生・発達歴、ウイルス抗体価・ワクチン関連の情報、腎外合併症、先天性腎尿路異常に関連した画像検査や手術歴、中心静脈・透析カテーテル使用歴**などが重要です。
・出生歴、発達歴、アレルギー歴、家族歴
・ワクチン接種歴および罹患歴、各種ウイルス抗体価（水痘ウイルス、麻疹ウイルス、風疹ウイルス、ムンプスウイルス、エプスタイン・バール・ウイルス（EBV）、サイトメガロウイルス（CMV）、B型肝炎ウイルス）

・既往歴（特に尿路感染症）
・腎外合併症（中枢神経、眼、耳、心、肝など）
・治療歴、透析歴、手術歴、輸血歴、中心静脈・透析カテーテル使用歴
・膀胱尿道造影検査などの検査結果
・腎病理レポート（腎生検をしている場合）
・心臓超音波検査結果
・成長曲線、成長ホルモン療法実施の有無
・現在の内服薬、血液・尿検査結果、血液型（ドナーも）

Q14　献腎移植待機期間はどうなっていますか？

A　　毎年 150 ～ 200 人前後の症例が献腎移植を受けていますが、献腎移植待機患者さんは 1 万人以上おり、ドナー不足のため待機患者さんの平均待機期間は長くなっています。2011 年以降に献腎移植を受けた症例の平均待機期間は 15.0 年でした．しかし、20 歳未満の症例の待機時間は短く、16 歳未満で平均 2.8 年、16 歳以上 20 歳未満で平均 3.1 年でした。

解説

　献腎移植患者さんの選択は、**ABO式血液型の一致あるいは適合者、リンパ球交叉試験（全リンパ球あるいはTリンパ球）陰性者**の中から選ばれます。そして、**搬送時間、HLA適合度、待機日数**を条件として計算して決定します。計算条件の中でも、待機日数がもっとも加点が高くなるよう設定にされています（表 4-11）。よって、必然的に長期透析患者さんが選択される結果となります。ただし、16 歳未満の小児は 14 点、16 歳以上 20 歳未満では 12 点の加点が付きます。そのため、**小児あるいは 20 歳未満の症例では待機期間が短くなる傾向**があります。膵腎同時移植、肝腎同時移植を希望している症例の場合は、腎単独移植より待機時間が短くなります。2018 年 3 月 20 日より小児優先ルール（ドナーが 20 歳未満の場合は、選択時 20 歳未満であるレシピエントを優先とする）運用開始となったため 20 歳未満の症例では、さらに待機期間が短くなります。

表 4-11　腎移植レシピエント選択基準

1．前提条件

1）ABO式血液型
　ABO式血液型の一致（identical）および適合（compatible）の待機者を候補者とする。
2）リンパ球交叉試験（全リンパ球またはTリンパ球）陰性
3）1年以内に移植希望者（レシピエント）の登録情報が更新されていることを必要条件とする。
4）C型肝炎ウイルス（HCV）抗体
　C型肝炎抗体陽性の臓器提供者（ドナー）から提供された腎臓は、C型肝炎抗体陽性の移植希望者（レシピエント）
　のみを対象とし、リスクについて十分に説明し承諾を得られた場合にのみ移植可能とする。

2．優先順位

1）搬送時間（阻血時間）
　移植希望者（レシピエント）の登録地域は移植希望施設の所在地（都道府県）とする。

地域	点数
同一都道府県内	12 点
同一ブロック内	6 点

2）HLAの適合度

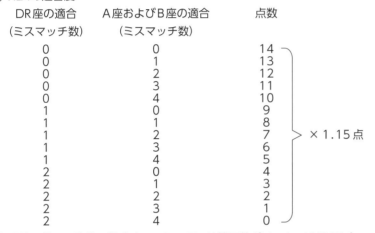

DR座の適合 （ミスマッチ数）	A座およびB座の適合 （ミスマッチ数）	点数
0	0	14
0	1	13
0	2	12
0	3	11
0	4	10
1	0	9
1	1	8
1	2	7
1	3	6
1	4	5
2	0	4
2	1	3
2	2	2
2	3	1
2	4	0

×1.15 点

3）待機日数　待機日数（N）≦ 4014 日：待機日数ポイント＝N/365 点
　　　　　　待機日数（N）> 4014 日：待機日数ポイント＝10+$\log_{1.74}$（N/365 − 9）点
4）未成年者　16 歳未満については 14 点を加算する。16 歳以上 20 歳未満については 12 点を加算する。

（腎と透析 2014 年 76 巻増刊号 透析・腎移植のすべて．剣持敬ほか．死体腎移植 レシピエント．東京医学社：2014. p.553 より改変引用）

Q15　献腎移植登録とはどのようなものですか？

A　献腎移植登録を希望する場合には日本臓器移植ネットワークへの登録が必要です。登録は移植を希望する施設を受診して診察、採血検査を受けた後、「移植希望登録用紙」を提出し、登録料を支払うことによって完了します。登録の更新は年に 1 回行われ、移植施設受診と更新用紙の提出、更新料の支払いが必要です。

解説

　下記のような手順（図 4-13）で献腎移植登録を行います。

① 移植希望施設の受診

　献腎移植レシピエントの適応基準は基本的に生体腎移植レシピエントと同様です（**第 4 章 3、4 項参照**）。紹介状を持参し、移植希望施設に予約のうえ受診します。2019 年 7 月 31 日現在、わが国では約 130 施設の献腎移植施設が日本臓器移植ネット

ワークから公表されています（図 4-14）。

　先行的腎移植を希望する献腎移植登録も可能です。ただし、一定の条件が必要で、1 年前後で腎代替療法が必要と予測される症例で、登録時には成人では eGFR 15 mL/min/1.73m² 未満、小児では eGFR 20 mL/min/1.73m² 未満に至っていることが必須条件です。移植施設では、医師、コーディネーターによるインフォームドコンセント（説明、

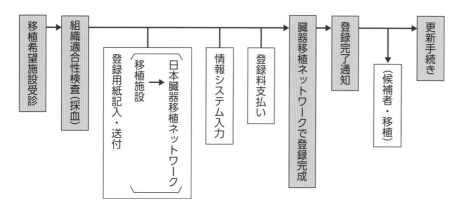

図 4-13　登録までの流れ

図 4-14　臓器移植施設一覧のQRコード

（公益社団法人 日本臓器移植ネットワークHPへリンクします）

同意）が行われます。同意の場合、登録が可能となり、「移植希望登録用紙」に必要事項を記載します。また、**HLA検査を行います（第4章11項参照）**。HLA検査費用は自己負担（3〜5万円程度）ですが都道府県によっては自治体による助成があります。

② 日本臓器移植ネットワークへの登録

　医師の診察、登録記載内容、組織適合性検査などに問題点がなければ日本臓器移植ネットワークへの登録が行われます。移植施設より検査結果等を追加記載した「移植希望登録用紙」を日本臓器移植ネットワークへ送付します。登録者（あるいは代理の方）は郵便局等から新規登録料3万円を支払います。新規登録料は住民税の非課税世帯では所定の手続きにより免除されます。これらが確認された時点で登録完了となり、その日が登録日です。登録完了後、2ヵ月程度で登録者宛に「臓器移植患者登録証」と「臓器移植希望登録証明書　兼　患者負担金領収書」が送付されます。

③ 登録の更新

　年に1回の更新手続きが必要です。対象者には日本臓器移植ネットワークから更新の案内が届きます。移植施設を受診し、担当医より更新可否の評価を受けます。更新可能な場合には更新料として5千円を支払います。更新料は住民税の非課税世帯では所定の手続きにより免除されます。

④ 候補者としての連絡

　登録後、**臓器提供があり、候補者に選定された場合には移植施設から連絡が入ります。日中・深夜にかかわらず突然の電話連絡であり、電話番号非通知の場合も**あります。連絡がつかない場合には次の候補者に移植を受ける権利が移ります。また、他の候補者が第1候補としている状況でも、第2候補として連絡が入ることもあります。

⑤ 手術の際にかかる費用

　臓器移植の費用は更生医療の適応です。その他、コーディネート経費10万円（住民税の非課税世帯では所定の手続きにより免除）が必要です。また、移植時の臓器搬送費と摘出医師派遣費（通常は0〜数万円程度）は実費をご負担いただきます（療養費として申請すれば還付される場合があります）。

Q16 献腎移植待機患者さんは待機中にどのような点に注意をすればよいですか？

A　成人では献腎移植を受けるチャンスが巡ってくるのに一般的には10年以上かかります。その長い期間の中で、移植手術が禁忌となる合併症がないか、日頃からチェックする必要があります。具体的には、悪性腫瘍、感染症、心血管系疾患、消化器系疾患などの検査を受け、異常がないことを確認します。異常があれば必要な治療を受けるようにします。

解説

　献腎移植登録者は、**毎年1回は移植登録施設で診察**を受ける必要があります。このとき問題になるのは、**悪性腫瘍、感染症、心血管系疾患、消化器系疾患**の合併です（表4-12）。できるだけ、透析施設で

これらの疾患を日常診療の中で検査および治療されていることが望まれます。

悪性腫瘍に一度罹患したとしても、一般的に早期がんで加療されて数年を経ていれば腎移植を受けることができます。**B型肝炎、活動性結核**があると腎移植は受けることができませんが、**C型肝炎**は、HCV抗体陰性あるいはHCV抗体陽性でもHCV-RNAが陰性化していれば、移植可能です。**心臓弁膜症、冠動脈疾患、脳血管疾患、下肢動脈閉塞症、大動脈瘤・大動脈解離**などが重篤な状態であれば腎移植手術を受けることができません。専門医により腎移植手術に耐えられるか事前に判断してもらう必要があります。**消化性潰瘍、憩室炎**などがあると問題となります。また、**胆管炎、膵炎・膵嚢胞**なども場合によっては腎移植手術ができない条件となります。

透析患者さんの場合、透析施設で悪性腫瘍、心血管系疾患、消化器系疾患などが十分に評価されていないこともあります。透析施設で受けることができなければ、**定期的な一般検診**を利用することもできます。一般検診で異常がみつかった場合は、治療をして腎移植手術に備えます。高血圧、糖尿病、脂質異常症、貧血などの併発症や、CKD-MBD、透析アミロイドーシスなどの合併症も適切に管理されているか検査が必要です **(第4章13項参照)**。

表4-12　待機中の献腎登録者に必要な最低限の検査

1. 悪性腫瘍：がんスクリーニング
2. 感染症：B型肝炎、C型肝炎、結核
　　　　　　口腔内感染(歯周囲炎など)、胆管炎、嚢胞感染
　　　　　　(腎・膵)
3. 心血管系疾患：心電図、心エコー
　　　　　　　　　虚血性心疾患が疑われる場合は循環器専門医による精査
4. 消化器系疾患：便潜血、上部消化管内視鏡、腹部エコー
5. 透析合併症：二次性副甲状腺機能亢進症、透析アミロイドーシス

小児の場合

感染症に罹患している、高血圧や心不全が十分コントロールできていない状態では移植手術を受けられない場合があります。小児は感染症罹患の機会が多く、また移植時の大量の輸液に備えて心機能を良好に保っておく必要があり、日常の感染予防や体液コントロールが重要です。

Q17 献腎移植と生体腎移植では、移植後の成績の差はどの程度ありますか？

A 腎移植腎成績は一般的に生体腎移植のほうが献腎移植より良好です。生体腎移植は近年、夫婦間腎移植、ABO血液型不適合腎移植などハイリスクと考えられる腎移植が増加していますが、献腎移植より患者生存率、移植腎生着率が良好です。

解説

腎移植に関して、わが国では、献腎移植が少なく、生体腎移植中心に行われています。近年、手術手技、臓器保存法、免疫抑制療法の発展、移植患者管理の進歩により腎移植成績は飛躍的に向上しました。わが国における**2010〜2016年の生体腎移植の5年生着率は94.3％、献腎移植のそれは88.0％です**(図4-15)。

生体腎移植成績が献腎移植と比較して良好となる要因として阻血時間の影響があります。阻血時間とは、臓器への血流が止まってから臓器を移植して血流が再開するまでの時間のことです。体温のままで臓器障害が進行する温阻血時間と、臓器保存液などで冷却して臓器障害が抑えられている冷阻血時間に大別され、その合計が総阻血時間です。許容される総阻血時間の目安は、腎臓では24時間程度とされています。生体腎移植では総阻血時間がきわめて短く、条件がよい状態で移植が可能となります。

わが国では献腎移植は1970年代より心停止下献腎移植が主に行われてきました。しかしながら、**2010年の改正臓器移植法施行以後は脳死下献腎移**

植が増加傾向です（図4-16）。脳死下献腎移植では温阻血時間がほぼ"0"となります。脳死下献腎移植が増加した現在、心停止下腎移植が行われていた2010年以前の献腎移植成績より良好となることが期待されます。

近年、生体腎移植は免疫学的に**ハイリスクと考えられる夫婦間腎移植件数、ABO血液型不適合腎移植件数が増加**しており、わが国の腎移植件数の増加は夫婦間腎移植、ABO血液型不適合腎移植の増加によるものと考えられます。**しかしながら、免疫抑制療法が発達した現在は、これらハイリスクと考えられる腎移植も腎移植成績が著しく劣るということはありません（第4章7項参照）**。ハイリスク生体腎移植が増えた近年も腎移植成績は献腎移植より良好です。

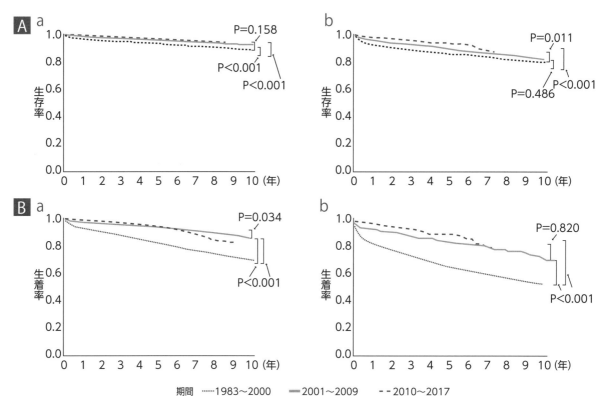

図4-15　日本における年代別生存率（A）と移植腎生着率（B）（a：生体腎、b：献腎）
（文献9より改変引用）

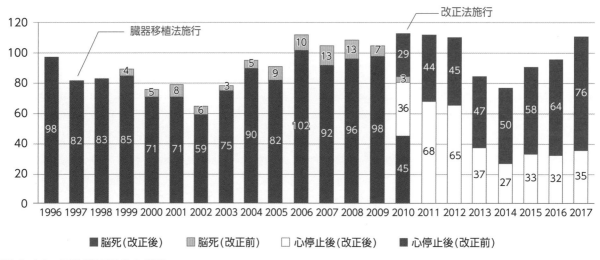

図4-16　死体臓器提供の推移
（文献10より改変引用）

Q18 腎移植後にはペットは自宅で飼えますか？

A 犬・猫等のペットの飼育は基本的には可能ですが、飼い方には注意点があります。鳥類は、なるべく飼わないことが推奨されています。

解説

腎移植患者さんは、免疫抑制薬を内服しており、**腎移植直後（通常 3 ヵ月）や拒絶反応治療後は免疫抑制薬の量が多く感染を起こしやすいため、この時期のペットへの接触は極力避けます**。腎移植後 3 〜 6 ヵ月経過して免疫抑制薬が維持量になれば、感染症に対して防御できる免疫力が戻るため、注意しながらペットを飼うことも可能になります。

ペットを飼う際の要点は、衛生状態の保持です。ペットの糞便による汚染、ペットの口腔内や皮膚などに常在する細菌に十分注意します。具体的には、ペットの居住スペースを分けることが原則です。寝室やキッチンにペットはなるべく入れない、リビングに入れるにしてもペットの寝る場所は別の場所にする等の工夫が必要です。清掃もまめに行います。ペットとの接触も、同じ机で食事をする、ペットの唾液のついたものに触れる・食べる、口移しで餌やりをする、ペットにキスするなどはしてはいけません。接触した後は必ず手洗いをし、可能ならアル

コール消毒を行います。また、ペットの種類によってヒトでは通常見られない細菌や真菌を持っていることがあるため注意が必要です（表 4-13）。ペットの感染症はヒトに感染するものもありますので定期的に動物病院で健診を受けさせます。

① 犬

外飼いの場合には、さほど問題になることはありませんが、糞便の処理や、舐めてきた際に付着する唾液に注意します。家の中で飼う場合、上記のように居住スペース（食事の場所も含む）はなるべく分けて衛生度を保ちます。

② 猫

一般的に猫は、噛んだり、引っ掻いたりする行為が多くなります。噛まれたり、引っ掻かれたりした場合は、十分洗浄・消毒をして、傷の治りが悪い場合は主治医に相談します。また、呼吸器系の感染症の原因になることもあります。一般的な注意点は犬と同じです。

表 4-13　ペットに由来する代表的な感染症

ペットの種類	病原微生物と主な所在	感染症	症状
犬	パスツレラ菌（口腔内）	パスツレラ症	傷の化膿、呼吸器感染症、髄膜炎
	犬回虫（糞中の虫卵）	犬回虫症	肺・肝臓・目の障害
猫	パスツレラ菌（口腔内）	パスツレラ症	傷の化膿、呼吸器感染症、髄膜炎
	バルトネラ属（爪、唾液）	ネコひっかき病	傷の化膿、リンパ節炎
	猫回虫（糞中の虫卵）	猫回虫症	肺・肝臓・目の障害
	トキソプラズマ（糞）	トキソプラズマ症	脳炎や肺炎、脈絡網膜炎、死産、流産の原因
鳥類（特にオウム・インコ）	クラミジア（羽、糞）	オウム病	インフルエンザ様症状、血痰、呼吸困難、髄膜炎
鳥類（特にハト）、犬、猫	クリプトコッカス（糞）	クリプトコッカス症	肺炎、皮膚炎、脳炎
ミドリガメ、犬、猫	サルモネラ菌（糞）	サルモネラ腸炎	下痢、腹痛、発熱
犬、鳥類	カンピロバクター（糞）	カンピロバクター症	胃腸炎
犬、猫	皮膚糸状菌（皮膚）	皮膚糸状菌症	皮膚炎
犬、猫	疥癬（皮膚）	疥癬	皮膚炎

③ 鳥類

健康な鳥の羽や、皮膚、糞便の中には多数の細菌や真菌が常在しているため、鳥類は一般的に感染の原因となりやすく、その中でもクラミジアによるオウム病や、クリプトコッカスによる深在性真菌症は重症感染症の原因となります。そのため、原則的には飼育しないことが推奨されます。

Q19 腎移植後の食事はどのような点に気をつけますか？

A 移植後しばらくして免疫抑制薬が減量されると、刺身や寿司などの生ものは新鮮なものであれば食べても問題ありません（解禁時期に関しては主治医と相談しながら決めます）。生野菜や果物も摂取できます。ただし、グレープフルーツなど一部の柑橘類は免疫抑制薬の血中濃度を上昇させるため、摂取を避けます。腎移植後は肥満やメタボリックシンドロームをきたしやすく、カロリー摂取量は 25 〜 35 kcal/標準体重kg/日、高血圧を合併している場合には食塩摂取量は 6 g/日未満が推奨されます。

解説

移植後早期の免疫抑制薬の内服量が多い時期には、刺身や寿司などの生ものの摂取を避けるようにします。移植後しばらくして免疫抑制薬が減量されると、**新鮮な生ものであれば食べても問題ありませんが**、解禁時期に関しては主治医と相談して決めます。**生野菜や果物もしっかり洗えば摂取できます。**ただし、**グレープフルーツなど一部の柑橘類は免疫抑制薬の血中濃度を上昇**させるため、副作用の出現や過剰な免疫抑制による合併症の可能性があり、摂取を避けるようにします。その他、西洋オトギリソウ（セント・ジョーンズ・ワート）に代表されるハーブや混合茶、サプリメントなど、免疫抑制薬の血中濃度に影響するものがありますので、摂取する前には必ず主治医に確認するように指導します。

腎移植後は厳しい食事制限から解放され、味覚の改善やステロイドによる食欲亢進などから、肥満やメタボリックシンドロームをきたしやすくなります。**食欲のままに食べていると肥満になります**（図4-17）。肥満は移植腎機能低下のリスク因子となるために注意が必要です。また、免疫抑制薬服用により、脂質異常、高血糖をきたしやすくなります。食事で最も注意すべきはカロリー摂取量であり、**25〜35 kcal/標準体重kg/日が推奨**されます。**食塩摂取量は 6 g/日未満が推奨**されますが、腎機能が良好で合併症のない場合には制限緩和も可能です。逆に**過度の減塩（3 g/日以下）は腎機能が急激に悪化する症例もあり危険です。**

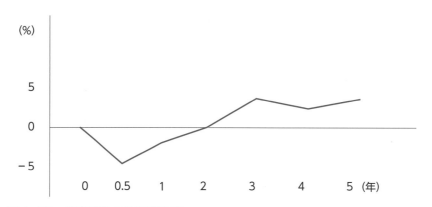

図 4-17　腎移植後の体重変動率

（西慎一ほか. 腎移植と生活習慣病. 移植 2006; 41: 332-339 より引用）

参考：カルシニューリン阻害薬服用時の注意点

　グレープフルーツなどに含まれる 6',7'-ジヒドロキシベルガモチン (6',7'- dihydroxyberga-mottin：DHB) やベルガモチン (bergamottin：BG) などのフラノクマリン類は、免疫抑制薬として使用されるカルシニューリン阻害薬 (シクロスポリンやタクロリムス) の代謝を抑制するため、血中濃度が上昇します。**コップ 1 杯のグレープフ**ルーツジュースでこの効果が数日間持続しますので、**服薬時間をずらすことではこの作用は回避できません。グレープフルーツ以外、ライム、ダイダイ、カワチバンカン (ザボンの一品種)、ハッサク、スウィーティーなども摂取を避ける**必要があります。**ウンシュウミカン、ブラッドオレンジ、オレンジ、キンカンなどは摂取してもかまいません。**

Q20　腎移植後は水分の制限はありますか？

A　移植腎機能が良好な場合は原則的には水分制限はありませんが、過剰な水分摂取は腎臓や胃腸にも負荷がかかるため、取りすぎにもまた注意が必要です。

解説

　腎移植後は片腎であり、予備能がないため、脱水や過度な血圧低下により腎障害をきたしやすいため、一般的に移植直後から腎移植患者さんは 1 日 1.5 ～ 2 L 程度の水分摂取の励行を指導します。嘔吐や下痢など水分摂取が十分できず、脱水症状があるときは、医療機関で点滴治療を必ず受けるように指導します。運動やサウナの後や夏場に汗をたくさんかいた場合は、さらに多めの水分摂取が必要となります。

　1 日の尿量が 1.5 ～ 2 L 程度は確保できるように、十分に水分摂取します。毎日体重測定を行い (必要なら朝・夕)、体重を維持できるように水分補給するのが現実的です。過剰な水分摂取は逆に腎臓に負荷がかかるため、取りすぎもまた注意が必要です。

① 補給する水分

　ジュース、スポーツドリンク等で水分を多量に摂取すると、糖分、塩分も大量摂取することになるため、水分としては水やほうじ茶などが勧められます。ただし、大量の発汗のあるような場合は電解質の喪失があるため、電解質を含んだスポーツ飲料も摂取するようにします。

② 腎機能低下時の水分摂取量

　腎機能が低下してくると (特に eGFR 30 mL/min/1.73m^2 未満)、溶質を濃縮して排泄することが困難になるため、摂取水分量が少なくなると、溶質の排泄が低下します。しかし、さらに腎機能が低下すると、摂取した水分量の排泄ができずに体内に貯留することもあり、このような場合は水分制限や塩分制限が必要となります。

Q21 腎移植後に妊娠・出産は可能ですか？

A 腎不全女性の下垂体-卵巣機能異常は移植後にほぼ正常化します。腎移植後は、妊孕性の回復がみられ、透析患者さんよりも妊娠率は上昇します。腎移植後1～2年で妊娠・出産が可能となりますが、免疫抑制薬などの薬剤による流産や催奇形性などが問題となるため、計画的に妊娠をすべきであり、それまでは避妊が必要です。妊娠希望の際は内服薬を変更する必要がある場合がありますので、必ず主治医に相談するようにします。また、妊娠自体による移植腎機能への悪影響も問題となります。

解説

腎移植後は妊娠・出産が可能ですが、妊娠により循環血液量が増加し、高血圧、子癇、耐糖能障害の原因となることがあります。移植腎への影響として、移植腎機能低下、蛋白尿の出現・増加が起こる可能性があります。**海外の報告では生児率73.5％、流産率14％**でした。合併症に関しては**妊娠高血圧腎症27％、妊娠糖尿病8％、帝王切開56.9％、早産45.6％**と、一般人口よりも高くなっていました。早産の原因として、高血圧の合併や免疫薬使用による易感染性などの関与が考えられます。腎移植患者さんが妊娠を考えるときの基準を**表4-14**に示します。

免疫抑制療法を受けている腎移植患者さんの妊娠、出産は一般人と比較してハイリスクですが、一般人の場合も流産の発生率はおよそ15％であり、奇形の発生率は3％とされています。免疫抑制療法は拒絶反応を抑制するために妊娠中にも投与継続が必要です。シクロスポリン、タクロリムス、アザチオプリンの免疫抑制薬3剤が添付文書で「禁忌」の項から「妊婦又は妊娠している可能性のある婦人」が削除されています。しかし、ミコフェノール酸モフェティルは妊娠中には避けるべき免疫抑制薬です。

降圧薬としてCKD患者さんの第一選択薬であるアンジオテンシン変換酵素阻害薬、アンジオテンシンⅡ受容体拮抗薬は強い胎児毒性があり、妊娠中には使用を避けます。

腎移植後の妊娠・出産は可能ですが、合併症の頻度が高いことを理解し、妊娠許可の医学的決定の前にはカウンセリングが必要です。

表4-14　腎移植患者さんが妊娠を考えるときの基準

1. 移植後1～2年経過、全身状態が良好である
2. 血清クレアチニンが2 mg/dL以下で可能、1.5 mg/dL以下が望ましい
3. 最近、急性拒絶反応やそれにつながると思われるものがない
4. 血圧が正常である
5. 腎炎の再発がない
6. 蛋白尿がないか、最少である
7. エコー上移植腎が正常である（腎盂腎杯の拡張がない）
8. 推奨される免疫抑制薬
   - プレドニゾロン：15 mg以下
   - アザチオプリン：2 mg/kg以下
   - シクロスポリン、タクロリムスが治療レベルである
   - ミコフェノール酸モフェティルやシロリムス、ミゾリビンは禁忌である
   - ミコフェノール酸モフェティルやシロリムス、ミゾリビンは受胎を望む6週間前には中止しておくべきである

（EBPG Expert Group on Renal Transplantation. European best practice guideline for renal transplantation. Section IV: long-term management of the transplant recipient: IV.10. Pregnancy in renal transplant recipients. Nephrol Dial Transplant 2002; 17 (Suppl 4) : 50-55 より改変引用）

Reprinted and translated by permission of Oxford University Press on behalf of the ERA-EDTA. OUP and the ERA-EDTA are not responsible or in any way liable for the accuracy of the translation. Japanese Society of Nephrology is solely responsible for the translation in this publication/reprint.

Q22 腎移植後に通園・通学は可能ですか？

A 可能です。ただし、手洗い・うがい・マスク装着の励行や、インフルエンザなどの感染症の流行状況への注意が必要です。水分摂取・定時排尿に関する保育士や教師との連携も重要です。

解説

通園・通学は児の発育・発達、社会性の獲得に重要と考えられます。ただし、特に就学前や小学校低学年では感染症に罹患した児との接触の機会が多いため、感染予防のための手洗い・うがいの励行と人混みではマスクをつけるなどの対策が必要です。インフルエンザを含めた感染症の流行状況を把握し、予防策を講じることも重要です。術後、通園・通学の再開の時期は主治医と相談するようにします。

また、園や学校でも適切な水分摂取と定時排尿を行うことが重要であり、これに関して保育士や教師と情報を共有し、協力を依頼する必要があります。

Q23 腎移植後の通院・治療はどうなっていますか？

A 腎移植後通院は、3ヵ月までは月2回、以降は月1回の受診が基本です。受診は免疫抑制が続くかぎり、永続的に必要です。その後も定期腎生検のための短期入院が必要なこともあります。

解説

退院直後は、服用する免疫抑制薬も多く、その血中濃度も安定しません。免疫抑制薬が過剰となると、感染症や悪性腫瘍、腎機能障害を起こすことがあります。過少の場合は拒絶反応を起こします。このため腎移植退院後は2週間に1回、腎移植施設に通院しながら服薬調整します。**安定している場合は3ヵ月以降、1ヵ月に1回の通院になります。**

一般的には免疫抑制薬は3種類服用します（**表4-15**）。カルシニューリン阻害薬から1剤、代謝拮抗薬から1剤、そして副腎皮質ステロイドの3剤を内服することになります。これに加えてmTOR阻害薬を服用することもあります。それぞれを少量ずつ服用することより、各副作用を軽減することができます。その量の調整は移植した条件や拒絶反応の有無、薬剤の副作用を考慮して決定します。特にカルシニューリン阻害薬は血中濃度を測定して、血中濃度が適切になるよう内服量を決定します。また、カルシニューリン阻害薬は一部の抗生物質の併用やグレープフルーツ摂取により、血中濃度が大きく変化してしまう場合があります（**第4章19項参照**）。グレープフルーツを摂取しないことはもちろん、風邪などで別の病院で薬を処方してもらう場合は免疫抑制薬を飲んでいることを必ず伝えます。

腎移植後の検査は、通常の血液・尿検査のほか

表4-15 腎移植に使用される免疫抑制薬

免疫抑制薬	一般名	主な副作用
カルシニューリン阻害薬	タクロリムスまたはシクロスポリン	腎機能障害、高血圧、脂質異常症、多毛、脱毛、歯肉肥厚、糖尿病、手指の震え
代謝拮抗薬	ミゾリビン、ミコフェノール酸モフェチル	下痢、嘔吐などの胃腸炎、食欲不振、貧血、白血球減少
副腎皮質ステロイド	メチルプレドニゾロン、プレドニゾロン	感染、消化性潰瘍、骨粗鬆症、糖尿病、高血圧、脂質異常症、大腿骨頭壊死、白内障、緑内障、満月様顔貌、にきび
mTOR阻害薬	エベロリムス	創傷治癒遅延、脂質異常症、口内炎、たんぱく尿

に、移植腎生検を定期的に行うことが多くの施設で行われています。拒絶反応の有無、原疾患再発の有無、高血圧や糖尿病の移植腎への影響や、カルシニューリン阻害薬の腎毒性などを腎生検で総合的に判断して、その後の免疫抑制薬の減量にも資する大きな価値を持つ検査です。**定期腎生検は移植後3ヵ月、1年、2年、3年、5年で行うことが多く、全身状態のチェック（悪性腫瘍のスクリーニングなど）も行います。**

小児の場合

　移植腎生検の方針は移植施設によって異なりますが、成人と大きな違いはありません。ただし、幼少児では生検時に鎮静が必要です。
　免疫抑制薬の種類は成人と同様ですが、錠剤やカプセルを飲めない場合は、内用液や顆粒製剤などを選択することも可能です。
　免疫抑制薬の副作用に関して、小児で特に注意を要するのは**ステロイドによる成長障害（第4章28項参照）**と感染症**（第4章29項参照）**です。

Q24 腎移植後の生活や仕事、運動などはどうなっていますか？

A 経過が良好であれば、腎移植してほぼ1ヵ月後に家事を含めてほぼ問題なく生活できるようになります。

解説

　移植後も身体障害1級が維持され、健康な人と同じく、社会の中で安心して生活できるよう、その権利が保障されています。**仕事の復帰は免疫抑制薬の量が少なくなる移植後3ヵ月を目安にしていますが、現在は退院までの期間も短く、仕事の内容などによっては早めに復帰が可能です。**仕事の再開の時期は主治医と相談するようにします。
　透析療法中は、骨が弱くなり骨折しやすくなります。腎移植後もその状況は画期的には改善しませんが、ウォーキングなどの軽い運動から徐々に開始します。**入院時に減少した筋肉量を維持回復させることは大切で、筋肉が少ないと移植腎予後・生命予後にも関与します。**ただし、移植した腎臓に強い衝撃を受けるような接触の激しいスポーツは、できるだけ避けてください。

小児の場合

　成人と同様に、**ほぼ普通の生活が可能です。**感染症予防のため、手洗いやうがいを励行します。適切な運動を行うことが推奨されますが、移植腎に強い衝撃が加わることは避ける必要があるため、ドッジボールや鉄棒、その他体の接触の激しいスポーツに関しては配慮が必要です。

Q 25 移植後、内シャントや腹膜透析カテーテルはどうしますか？

A 移植後 1 年程度を目途に移植腎機能が安定している場合にシャント閉鎖術を行います。腹膜透析カテーテルは、生体腎移植では手術時に、献腎移植では移植腎機能が安定してから抜去します。

解説

① 内シャント

生体腎移植では移植直後から腎機能が改善することがほとんどです。献腎移植では、移植腎機能の安定化に数日を要する場合もあります。近年、免疫抑制療法とクロスマッチテストの精度が向上したため、急性拒絶反応の頻度は減少しています。しかし、拒絶反応治療目的の血漿交換療法や一過性の透析療法・除水治療などを行う可能性を考慮して、通常、**移植後 1 年程度を目途に移植腎機能が安定している場合にシャント閉鎖術を行うのが一般的**です。

② 腹膜透析カテーテル

内シャントと同様、移植後腎機能が改善した場合には腹膜透析カテーテルは不要になります。生体腎移植手術では血流再開直後から腎機能が改善することから、**多くの症例では利尿状態を確認した後に移植手術中に抜去します。献腎移植では、移植腎機能が安定したことを確認後に、あらためて抜去します**。予定手術である生体腎移植では術前に感染対策を行いますが、献腎移植で、出口部・トンネル感染の合併が否定できない場合には移植腎機能や利尿状態を確認ながら、免疫抑制療法下での悪化を考慮し、術中または術後早期の可及的速やかな抜去を判断します。

小児の場合

小児では腹膜透析を行っていることが多いため、**腹膜透析カテーテル**について説明します。

生体腎移植の場合は、移植手術中に初尿が得られることが多いため、移植時に腹膜透析カテーテル抜去を行います。

献腎移植の場合は、移植腎機能の発現に数日を要することが多いため、原則として移植手術時には腹膜透析カテーテルはそのままにします。移植後、必要に応じて腹膜透析カテーテルを用いて透析を行います。移植腎機能の発現後、腎機能が安定した頃（移植から数週間後）に再度全身麻酔下で腹膜透析カテーテル抜去を行います。

Q 26 移植後予防接種は可能ですか？

A 不活化ワクチンの接種は可能です。しかし、生ワクチンは原則接種できません。

解説

日本移植学会の「成人臓器移植予防接種ガイドライン（2018 年版）」によると、固形臓器移植患者さんに対して、**インフルエンザウイルス、B型肝炎ウイルス、肺炎球菌に対する不活化ワクチンの接種は推奨**されています（推奨グレード 1、エビデンスレベル C）。また、**ヒトパピローマウイルスに対する不活化ワクチンの接種についても推奨**されていますが、積極的推奨の差し控えが実施されている社会背景を理解し、副反応に対する十分な説明、患者さんの了承を必要とするとされています（推奨グレード 1、エビデンスレベル C）。

一方、**生ワクチンについては、固形臓器移植患者

への生ワクチン接種は、現時点では原則禁忌であり推奨されません（推奨グレード2、エビデンスレベルD）。ただし感染症の流行状況や患者さんの状態を考慮したうえで、接種の必要性が高く、かつ患者さんの免疫抑制状態が比較的軽度であれば、各施設で倫理委員会を通すなどして接種を考慮してもよい（推奨グレードなし、エビデンスレベルD）とのコメントもあります。病状によっては事前接種ができない場合があること、移植後免疫抑制療法が継続する

ことを理由に生涯にわたって生ワクチンを接種できないことの不利益がきわめて大きいこと、生ワクチン接種によるウイルス感染症発症のリスクは健常人より高いものの致命的な合併症の報告がないことなどから、移植後1年以上経過して状態が安定しており免疫能がおおむね正常であれば状況によっては接種を考慮してもよいのではないかとの意見がガイドラインに付記されています。

小児の場合

インフルエンザワクチンやB型肝炎ワクチン、二種混合ワクチン、日本脳炎ワクチンなどの**不活化ワクチンは、体調や移植腎機能が落ち着いていれば接種可能です。**麻疹ワクチン、風疹ワクチン（またはこの二つを合わせたMRワクチン）、水痘ワクチン、おたふくかぜワクチンなどの**生ワクチンは基本的に接種できません。**

Q27　移植後の拒絶反応はどのような頻度で発生し、どのように治療しますか？

A　急性拒絶反応の割合は、年代とともに低下しています。2010年以降その発症率はおよそ10〜20％以下です。一方、慢性拒絶反応は、現在も移植腎喪失の最も大きな原因で、2010〜2017年の集計では19.6％を占めます。急性拒絶反応と慢性拒絶反応は、そのタイプを臨床的および病理学的に判定し、それぞれのタイプにあった治療を行います。

解説

腎移植後の拒絶反応は**超急性拒絶反応、急性拒絶反応、慢性拒絶反応**に大別されます。

急性拒絶反応はおおむね移植後3ヵ月〜1年程度までに発症しますが、現在の免疫抑制療法下では一般に急性拒絶反応の発症頻度は10〜20％以下で、年代とともに低下しています（図4-18）。急性拒絶反応は急性T細胞性拒絶反応と急性抗体関連型拒絶反応に大別され、抗ドナー抗体検査と腎生検による病理組織学的検査により診断し、正確な診断に基づいた治療を行います。**急性T細胞性拒絶反応に対しては、ステロイドパルス療法、抗リンパ球グロブリン等を使用し、抗体関連型拒絶反応に対しては血漿交換療法などの抗体除去療法を併用**します。

慢性拒絶反応はおおむね移植1年以降に起こるもので、慢性活動性T細胞性拒絶反応と慢性活動性抗体関連型拒絶反応に大別されます。**慢性拒絶反応は、現在も移植腎喪失の最も大きな原因で、2010〜**

2017年の集計では19.6％を占めます（第4章36項参照）。治療としては免疫抑制薬の血中濃度管理の強化、ステロイドパルス療法、抗体除去療法、抗

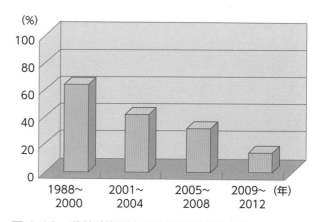

図4-18　移植時期別の急性拒絶反応発症率
(Tasaki M, et al. Transplant Proc 2014; 46(2): 437-441より引用)
Copyright (2014) with permission from Elsevier.

リンパ球グロブリン投与などが用いられますが、決定的な治療法はありません。抗ドナー抗体の出現を抑制するために定期的・確実な免疫抑制薬の内服と血中濃度の維持・管理を医療側・患者側双方が心がけるとともに、抗ドナー抗体の出現など異常を早期に検出・診断し治療を行うことで生着率の低下を防ぐことが肝要です。

　その他に**超急性拒絶反応**があります。超急性拒絶反応は血流再開後24時間以内に発症し、移植腎喪失の可能性がきわめて高い重篤な反応です。しか

し、組織適合性検査、リンパ球クロスマッチテストの精度が向上している現在ではきわめてまれです。予防が重要であり、HLAタイピングやクロスマッチ検査(**第4章11項参照**)を行い、微量の抗ドナー抗体の検出に努めます。疑わしい反応があればLuminex法などでドナー特異的抗体の有無や抗体の力価を詳細に検討し、非HLA抗体についても検討します。陽性が確認されれば脱感作療法を行い抗体価の減弱・消失を確認してから移植手術に踏み切ります。

Q28　移植後の合併症はどのようなものがありますか？

A　移植後の合併症は外科的・泌尿器科的合併症と内科的合併症に大別されます。外科的・泌尿器科的合併症はおもに術後早期に起こることが多く、泌尿器科的治療が必要となります。内科的合併症としては、生活習慣病、透析合併症、再発性腎炎などがおもな合併症です。

解説

　外科的・泌尿器科的合併症はおもに術後早期に起こることが多く、縫合不全、手術部位感染、リンパ嚢腫、尿漏、尿管狭窄、腎動脈狭窄などがあげられます。また、数ヵ月から数年後に起こる合併症として尿路結石症などがあげられます。

　内科的合併症としては、高血圧症、脂質異常症、移植後糖尿病、肥満、高尿酸血症など生活習慣病が問題となります。これらの合併症はステロイド薬、免疫抑制薬の影響で悪化します。また、末期腎不全

の時期あるいは透析を受けていた時期に発症した慢性腎臓病に伴う骨ミネラル代謝異常（CKD-MBD）による低リン血症、高カルシウム血症、三次性副甲状腺機能亢進が問題となります。必要に応じて副甲状腺摘出術も必要となります。

　その他、**再発性腎炎やde novo腎炎**も問題となります。また、免疫抑制薬により、グラフト内に潜在的に存在したBKウイルスが増殖して発症する**BKウイルス腎症**も問題となる合併症です。

小児の場合

　小児特有の合併症として、**成長障害が重要です**。慢性腎不全の児は栄養摂取不良、貧血、アシドーシス、骨ミネラル代謝異常、成長ホルモンの相対的な不足等によって成長障害を呈することが多く、腎移植後もしばしば問題となります。腎移植後の成長と最終身長には、移植時年齢、

移植時身長、移植腎機能、思春期成長、ステロイドが関与します。したがって、移植腎機能を良好に保つことが重要であり、ステロイド投与量を極力少なくし、可能であれば中止することを検討します。

Q29 移植後はどのような感染症に注意すべきですか？

A 移植後感染症として注意すべきは、周術期の手術部位感染症と慢性期における日和見感染症です。

解説

移植後感染症は**周術期の手術部位感染症**と**慢性期における日和見感染症**に大別されます。

手術部位感染症の危険性は通常の泌尿器手術と同等です。感染予防は術中の標準的な抗菌薬投与のみで十分です。1週間以内にドレーン、尿道カテーテルを抜去できれば手術部位感染症が発症するリスクは通常手術とほとんど変わりません。

一方、免疫抑制療法により易感染性宿主・日和見感染症のリスクが増大します。日和見感染症の病原体としては一般的な細菌感染症に加え、T細胞性免疫能の低下によるウイルス・真菌感染症に注意が必要です（**表4-16**）。

中でもサイトメガロウイルス（CMV）感染症は重篤な肺炎など生命予後に直結する病態のほかにも、肝炎、膵炎、十二指腸潰瘍、網膜症など多様な病態を呈する場合があり、最も注意が必要な感染症の一つです。CMVはドナー（D）とレシピエント（R）の抗体保有（感染既往）の有無によって感染リスクが異なります（**表4-17**）。（D+/R−）の場合は初感染のハイリスク群であり、（D+/R+）、（D−/R+）でも再帰感染のリスクがあるため、腎移植後は（D−/R−）以外ではバルガンシクロビル（VGCV）の予防内服が推奨されています。わが国ではCMV抗原血症と

IgM/IgG抗体のモニタリングが一般的ですが、今後は世界標準であるCMVPCR法の普及が課題です。

ニューモシスチスイロベチイ感染症は間質性肺炎から呼吸不全をきたし生命予後にもつながる重篤な病態を引き起こします。従来ヒト-ヒト感染はないとされていましたが、近年、臓器移植後のヒト-ヒト感染によるアウトブレイクが報告されており、ST合剤の予防内服、ペンタミジンの吸入療法が有効とされています。一般に移植後6ヵ月間が好発時期とされますが、拒絶反応治療など免疫抑制療法を強化した場合には予防内服の再開が勧められます。

EBV感染症は活性化によって移植後リンパ増殖性疾患を惹起する可能性があります。EBV-DNA PCRモニタリングで監視します。

これらの感染症以外にも、ノカルジア・リステリア・結核等の弱毒菌、アスペルギルス・カンジダ等の真菌感染にも注意が必要です。日常生活では一般的な手洗い・うがいの励行による感染予防ならびに生ものの摂取による食中毒の回避に気をつける必要があります。近年、野生動物（シカ、イノシシ等）のみならずブタの内臓や生肉食によるHEV肝炎が移植患者さんにも発症しており、獣肉はすべて十分に加熱調理したものを摂取することが重要です。

表4-16 腎移植後の日和見感染症

ヘルペス属ウイルス感染症（帯状疱疹ウイルス・単純ヘルペスウイルス・サイトメガロウイルス・EBV・HHV-6 等）
アデノウイルス感染症
BKV 感染症
HEV 肝炎
ニューモシスチスイロベチイ感染症
真菌感染症

表4-17 CMV抗体とCMV感染リスク

		レシピエント	
		抗体＋	抗体−
ドナー	抗体＋	再帰感染	初感染
	抗体−	再帰感染	

小児の場合

小児で特に多いのが、CMV 感染症と EBV 感染症です。その理由は、CMV、EBV に対する抗体がドナー陽性／レシピエント陰性（＝ドナー既感染／レシピエント未感染）の組み合わせ、すなわち移植後これらの初感染を起こすハイリスク症例が多いからです。これらの症例では、CMV 抗原血症や EBV-DNA 量のモニタリングを行う必要があります。CMV に関してはバルガンシクロビルの予防投与を行う場合もあります。CMV 感染では発熱、肝機能障害、消化器症状など、EBV 感染では発熱、リンパ節腫脹、消化器症状などに注意することが重要です。

その他、インフルエンザや胃腸炎（細菌性・ウイルス性）、尿路感染症の罹患頻度も高く、日常的にうがい・手洗いを励行し、食中毒を避ける注意が必要です。

Q30 腎移植後の日常生活で注意すべき点はありますか？

A 日常生活での制限は特にありません。一般的なスポーツ、レジャー、趣味、就業、就学などは、一般の人と同レベルで行うことができます。移植後は極端に流行性感染症にかかりやすくなるわけではありませんが、かかったときには長引きやすく、重症化する可能性があるので、感冒流行期前（特にインフルエンザ）にはワクチンを受け、手洗い・うがいを中心とした予防にも気をつけます。

解説

腎移植後は厳格な食事制限・水分制限がなくなり、貧血もよくなり、身体的のみならず精神的にも活力が満ちてきます。日常生活での制限は特にありませんが、移植腎を長持ちさせるために、いくつか注意点があります。**運動制限はなく、むしろ定期的な運動は心肺能力を向上させ、生活の質を向上させます**。患者さん自身の体調にあった定期的な運動が推奨されます（第4章24項参照）。食事についても、腎移植後の腎機能は健常な方の半分程度しかないことに留意して、暴飲暴食は避け、適度な減塩を心がけます（第4章19項参照）。

就業・就学にも特に制限はありません（第4章22、24項参照）。職場の上司・同僚、学校の先生には、腎移植後には不測の外来通院や入院が必要となる場合もあり、また感染症流行期（インフルエンザ、学校の場合には特定の感染症）にはマスク着用が必要となることなど、あらかじめ伝えておきます。移植後は膀胱にたまった尿が逆流しやすい状態になっているため、尿意を感じたらすぐに行くようにします。

移植後は免疫抑制薬服用により、免疫力が低下します。そのため手洗い・うがいなどの予防とともに、**インフルエンザワクチンは毎年接種**します（第4章26項参照）。感染流行時は、飛沫感染、接触感染しないように、密閉、密集、密接を避けます。

内服薬を切らさないようにし、また自身の体の状態（血圧が適正か、採血結果は安定しているか等）を知るために、外来予定日に通院することは必須です。また、**免疫抑制薬の処方は「決められた時間・量」を内服していることを前提に処方しています。そのために、指定された内服時間や量を毎日必ず守ることが必要です**。旅行に行く際には、紛失によって内服ができないなどの不測の事態を避けるために、別のバッグに旅程分の内服薬をもう1セット入れておきます。震災などの際に免疫抑制薬が入手困難になったり、通院できなったりすることがあるため、常に1週間分の内服薬の予備を持っていたほうが対応できます。他院から処方される薬剤などは免疫抑制薬と飲み合わせが悪いものもあります。処方される病院や薬局で①自身が移植後患者であること、②現在内服している内服薬を提示するように指導します。

小児の場合

　適切に水分摂取を行う必要があるのは成人と同様ですが、特に原疾患で下部尿路異常のある場合は、**定時排尿をする**（尿をため過ぎないようにする）ことも非常に重要です。症例によっては間欠的自己導尿の励行が必要です。

　また、小児では感染症の罹患機会が多いため、特に**手洗いやうがい、人混みではマスクをするなどの感染症予防対策**が重要です。学校や保育園・幼稚園での感染症の流行状況に注意し、必要に応じて予防策を講じることも重要です。

Q31 移植腎機能が廃絶した場合は、再度腎移植は受けられますか？

A　移植腎が廃絶した場合でも、免疫学的リスク、医学的リスクなど腎移植を受けることができる状態にあれば再度腎移植を受けることは可能です。2回目の腎移植を2次移植と呼びます。

解説

　移植腎が廃絶した場合でも、免疫学的リスク、医学的リスクなど腎移植を受けることができる状態にあれば再度腎移植を受けることは可能です。2回目、3回目の腎移植を2次移植、3次移植と呼びます。2017年には**2次移植は生体ドナー72件（5.0％）、献腎ドナー7例（3.8％）からの腎提供があり、3次移植も少ないながら4例（すべて生体ドナー、0.3％）の実績がありました。**

　2次移植の際にも、術前に免疫学的な検査を再度評価します（第4章4、11項参照）。初回の移植時に提供を受けた移植腎のHLAに対する抗体が産生されている可能性があり、2次移植予定の提供腎との間でクロスマッチ陽性の場合には、ドナーを変える、特殊な治療によって抗体を取り除く、などの対応が

必要です。また、医学的な評価も行います。初回の腎移植のときと比べて、年齢が上がっていること、免疫抑制薬内服に伴う合併症などを、慎重に検査を進めていきます。

　さらに、初回の腎移植で体の中のどの動脈に吻合したか、どちら側に移植をしたか、などの情報を初回の腎移植を行った施設と共有します。また、2次移植の際には、拒絶反応で炎症がコントロールできないなどの事情がないかぎり、初回に移植した腎臓は摘出しません。ドナー側の状況次第では透析を介さず2次移植も可能ですし、腹膜透析・血液透析を介してから、準備が整い次第2次移植を行うことも可能です。

小児の場合

　成人と同様に、親族にドナー候補がいれば、クロスマッチなどの評価をしたうえで**再度の腎移植が可能です。**また、小児期に移植腎機能が廃絶した場合は、献腎登録をすることで**再度の腎移植（献腎移植）**を比較的早期に受けられる可能

性があります（**第4章14項参照**）。いずれの場合も、移植腎機能が廃絶した理由を検討し、再発性疾患や服薬ノンアドヒアランスによるものであれば、それらへの対応策を講じてから再度の腎移植を行う必要があります。

Q32 どのような人が生体腎移植ドナーになれますか？

A 生体腎移植ドナーは、精神的・肉体的に健康で、かつレシピエントの方と血縁・婚姻・姻族関係にある方に限ります。年齢の上限は定められていませんが、70歳以上の方は加齢に伴って腎機能が低下している場合があり、また手術のストレスなどによる影響を加味して慎重に適応を決めます。

解説

生体臓器提供は本来健康な方に痛みや不都合・不便を伴う、特殊な状況下で行われる医療です。したがって、生体腎移植を進めるにあたり、レシピエント、ドナーだけではなく、医師、看護師、コーディネーター、臨床心理士などを含めた多職種で話し合いをしたうえで適応を決定します。**生体腎移植ドナーは、①倫理・社会的適応、②医学的条件、③精神・心理的条件、のすべて満たさなければなりません。**

① 倫理・社会的適応

日本移植学会倫理指針では、親族であることの公的証明書による確認、ドナーの自発的な意思および金銭授受などがないことの第三者（精神科医や臨床心理士等）による確認が必要となります。ここでいう親族とは、6親等以内の血族、配偶者、配偶者の3親等以内の姻族を指します（図4-19）。

また、未成年者ならびに精神障害者はドナーとして不適としていますが、未成年者（16歳以上20歳未満の者）の中で、移植施設の倫理委員会の承認、未成年ドナーおよび親権者からの書面による同意、成人に匹敵する判断能力を有していることが精神科

医等によって認められた場合は提供が認められることがあります。しかし、腎提供後に片腎で長期間生活することを考えると、若い生体ドナーは本来避けるべきと考えられます。

② 医学的条件

医学的条件として、ドナーの予後とレシピエントの予後の視点が重要です。

腎提供後にドナーの腎機能は50％ではなく、残存する腎臓が代償するために約60～70％程度になると言われています。しかし、腎臓提供前にすでに腎機能が低下していると、将来に末期腎不全となるリスクがあるため、生体腎ドナーとしては許可されません。また、両側に尿管結石がある場合、糖尿病や管理不能な高血圧がある場合、検尿異常がある場合、悪性腫瘍があり将来化学療法などをうける可能性がある場合など、ドナーが腎臓を摘出することにより末期腎不全になってしまったり、適切な治療機会を失ったりして、不利益を被る可能性がある場合には不許可となります。

生体・献腎にかかわらずドナー腎が圧倒的に少ないわが国では、腎機能低下のリスクのあるドナー

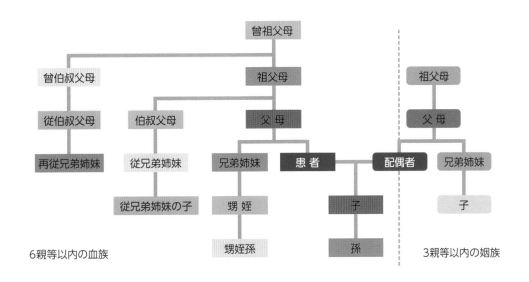

図4-19 生体ドナーとして認められている範囲

（マージナルドナー）からも腎臓が提供されています（表4-18）。手術前の慎重な適応の検討と手術後のしっかりとしたフォローの条件のもと、70歳以上でも身体年齢が良好、血圧の内服薬を飲んでいても管理が良好である、軽度の肥満、糖尿病があっても内服薬で良好に管理されており尿異常がないこと、などの条件の方でも、腎提供を行うことができます。現在では70歳以上のドナーは全体の約10%以上を占めています。ドナーに無治療・活動性の感染症（肝炎、HIV、結核等）、現在ある悪性腫瘍など、

レシピエントに感染・転移するリスクがある場合は、ドナーとしては許可されません。

③ **精神的問題**

精神科医が自発性の有無、金銭授受や脅迫などの精神的なプレッシャーがないことなどを確認します。欧米の調査では腎提供後のドナーの生活の質（肉体的・精神的）は一般の方々と変わらないことが示されていますが、腎提供後に抑うつ傾向になったり、家庭内闘争や離婚などが生じたりすることもあり、精神科医や臨床心理士と連携して対応します。

表4-18　基本的なドナーの基準とマージナルドナーの基準

	基本となる適応ガイドライン	マージナルドナー基準
年齢	20歳以上、70歳以下	80歳以下とするが身体年齢を考慮する
感染症・悪性腫瘍	以下の疾患を伴わないこと 　全身性活動性感染症 　HIV抗体陽性 　クロイツフェルト・ヤコブ病 　悪性腫瘍（原発性脳腫瘍および治癒したと考えられるものを除く）	
血圧	140/90 mmHg未満（降圧薬なし）	130/80 mmHg以下（降圧薬使用例）かつ、高血圧による臓器障害がない（左室肥大、眼底変化、大動脈高度石灰化）アルブミン尿 30 mg/gCr未満
肥満	BMI 30 kg/m^{2}以下。高値の場合は25 kg/m^{2}以下への減量に努める	BMI 32 kg/m^{2}以下。高値の場合は25 kg/m^{2}以下への減量に努める
腎機能	GFR 80 mL/min/1.73m^{2}以上（イヌリン・CCrで代用可）eGFRはばらつきが大きいため使用しない	GFR 70 mL/min/1.73m^{2}以上（イヌリン・CCrで代用可）eGFRはばらつきが大きいため使用しない
尿蛋白	蛋白尿 150 mg/日未満（g/gCrでも可）アルブミン尿 30 mg/gCr未満	
糖尿病	糖尿病がないこと 空腹時血糖 126 mg/dL以下 HbA1c 6.2%以下（NGSP）	インスリン治療は適応外 経口血糖降下薬使用例は、HbA1c 6.5%以下（NGSP）に良好で管理されていること アルブミン尿は 30 mg/gCr未満であること
器質的腎疾患	悪性腫瘍・尿路感染症・ネフローゼ・囊胞腎がないこと	臨床的に確認のできない腎疾患（検尿異常のないIgA腎症など）は器質的疾患に含めない

（生体腎移植のドナーガイドラインより抜粋・改変）

Q33 生体腎移植ドナーになるためには、どのような検査を受ける必要がありますか？

A 生体腎移植ドナーの適格性を調べるためには、さまざまな画像検査、採血・尿検査、および自発性の有無を確認するための面接があります（第4章32項参照）。

解説

生体腎移植ドナーになるためには、精神的・肉体的に健康で、腎提供後にドナーおよびレシピエントに不都合が生じないことを証明する必要があります（第4章32項参照）。免疫学的検査は**第4章11項参照**。

医学的条件としては、**悪性腫瘍がないこと（既往があっても完全根治という専門医の意見が求められる）、感染症がないこと、全身麻酔に耐えうる心肺機能を有していること、腎機能が良好であること、尿異常がないことなどがあげられます**。また、原則として糖尿病がないこと、高血圧がないこともあげられますが、現在では糖尿病は内服薬で管理良好で

あること、高血圧は単剤あるいは2剤程度で管理目標値を達していることを条件に腎提供が許可されます。また、尿管結石も多発・両側にある場合には腎提供が難しい場合があります。それらを確認・検出するための各種画像検査や尿・採血検査を行っていきます（表4-19）。

精神・心理的条件としては、**ドナーの自発的な提供の意思を確認**します。また、**抑うつ状態でないこと、認知機能障害がないこと**などもあわせて評価するために、各施設が定めた精神科医・臨床心理士との面談があります。

表4-19 生体腎移植ドナーの術前検査の例

医学的適応	内容
一般診察・問診	病歴、理学所見、内服歴、家族歴、血圧測定等（可能なら24時間血圧測定）
免疫学的検査	HLAタイピング、リンパ球クロスマッチ試験等
血液検査	血液型（ABO、Rh）、血液、一般生化学検査、腎機能（クレアチニン、クレアチニンクリアランス、イヌリンクリアランス等）、血糖値（HbA1c、ブドウ糖負荷試験）、脂質、凝固機能等　年齢次第では、前立腺腫瘍マーカー等
感染症	B型肝炎の検査（HBs抗原、HBs抗体、HBc抗体、[必要時はHBV-DNA]）、C型肝炎の検査（HCV抗体、[必要時はHCV-RNA]）、梅毒血清反応、HIV抗体、HTLV-1抗体、その他ウイルス抗体（サイトメガロウイルス、EBウイルス等）
尿検査	尿一般定性、沈渣、尿蛋白・アルブミン尿定量（可能なら24時間蓄尿検査を行う）
便検査	便潜血
生理機能検査	心電図、呼吸機能検査、必要に応じて運動負荷心電図、心エコー検査
画像検査	胸腹部レントゲン、腹部超音波、心臓超音波、腎血管造影CT、内視鏡（上部[全例]・下部[便潜血陽性・家族歴・50歳以上等]）、腎シンチ（分腎機能測定）
他科検査	婦人科（乳がん・子宮がん検診）

Q34 腎移植レシピエントの生命予後と腎予後は一般の人と変わりませんか？

A 腎移植レシピエントの生命予後と腎予後はいずれも一般の人と比べると不良です。

解説

　一般の人と生命予後を比較するには年齢別に比較する必要がありますが、腎移植後の年齢別の生存率のデータはないため直接比較することはできません。しかし、腎移植後は免疫抑制療法が必須であり、一般の人に比べると免疫力が低下した状態であり感染症のリスクが高いこと、悪性疾患のリスクが高いこと、高血圧・糖尿病・慢性腎臓病など心血管イベントのリスクを有している患者さんの割合が高いことなどから**一般の人に比べて生命予後が不良で**あることが考えられます。

　腎予後についても一般の人と年齢別の比較をすることはできませんが、拒絶反応、原疾患の再発、薬剤性腎障害、感染症に関連した腎障害などのリスクにさらされており、短期的な腎予後は比較的改善されているものの長期予後は良好とは言えず、**一般の人と比べると腎機能低下による末期腎不全状態の出現率は高い状況**です。

Q35 腎移植後はドナーは何を注意し、どのような医療機関受診が必要ですか？

A 腎提供後は禁煙、体重管理などの日常生活上の留意事項、血圧、血糖値、脂質などを含めた総合的評価を 定期的に継続して行う必要があります。

解説

　健康な人にメスを入れるかぎりにおいて、移植後の管理を含めたドナー指針は、国際移植学会からアムステルダムフォーラムレポート 2005 年として公表されています。すなわち、腎提供後も心身の健康を維持し、残存腎機能を良好に維持できなくてはいけません。**腎提供後は禁煙、体重管理などの日常生活上の留意事項、血圧、血糖値、脂質などを含めた総合的評価を定期的に継続して行う必要があります。**腎移植前後から長期経過後を含め、移植施設と連携施設が責任を持って生涯にわたるフォローをすることが必要です。もし、ドナーに検尿異常や腎機能低下などの腎障害、耐糖能異常、高血圧をはじめとする病変が出現した際には、それぞれの専門医にコンサルトし、病変が進行しないように努めなければなりません。

　現在、日本移植学会の調査では移植後 5 年以内に生体ドナーが透析導入になった事案はありません。しかし、人生 100 年時代においては、長い生涯で生じる、その後の生活習慣病の合併（高血圧、糖尿病、メタボリック症候群など）で透析導入になってしまう可能性が否定できません。ドナーの永続的な診察・管理は、全国の腎移植に携わる内科医も参画して診療していく体制を作っているところです。

Q36　どのような原因で移植腎機能は低下しますか？

A　腎移植早期の移植腎機能低下の原因は、急性拒絶反応が主因です。腎移植時の阻血時間が長い場合は、急性尿細管壊死が腎機能低下の原因となります。慢性期の移植腎機能の低下の原因は、慢性拒絶反応が主たる原因と言われています。その他、怠薬、再発性腎疾患による拒絶反応も慢性的腎機能低下の原因です。

解説

日本移植学会の腎移植症例の統計調査によると、**移植腎の廃絶原因として多いのは、レシピエントの死亡**です。death with functioning graft と呼ばれます。2010〜2015年までの統計では、腎廃絶例87例に対して死亡例186例が確認されています。

腎機能低下あるいは廃絶の原因は、急性期と慢性期で異なります。**急性期では、急性拒絶反応（表4-20）**があげられます。**超急性拒絶反応、促進型急性拒絶反応など、腎移植直後に発症する急性拒絶反応は近年ほとんどみられなくなりました**。腎移植前のクロスマッチテストが進歩し、抗ドナー抗体の検出感度が上がり（第4章11項参照）、急性抗体関連拒絶反応が腎移植前の抗体除去療法などで対応が可能となったためです。その他、**primary nonfunctioning** と呼ばれ、**腎移植後十分な腎機能が発現しない病態**もあげられます。特に献腎移植で多い病態です。この病態には、急性拒絶反応も関与しますが、ドナーの生活習慣病、死線期の腎障害、あるいは腎移植時の阻血時間なども背景因子として関与します。特殊な例ですが、**atypical HUS が原疾患の場合、腎移植直後からHUSが再発し腎機能低下の原因**となります。診断された場合は、補体C5に対する抗体製剤（エクリズマブ）が有効です。**巣状分節性糸球体硬化症（FSGS）は、ときに腎移植直後から再発**します。再発した場合は、腎移植直後の腎機能低下の原因となります。

慢性期では、**慢性拒絶反応が腎機能低下あるいは廃絶原因のトップ**となります。慢性拒絶反応の中でも、抗ドナー抗体によって起こる抗体関連型拒絶反応が移植腎機能廃絶の原因として大きな問題となっています。免疫抑制薬の怠薬などで移植腎に対する抗ドナー抗体がいったん産生され始めると、抗体関連型拒絶反応を抑制する有効な手段がありません。抗ドナー抗体を産生させないためにも、免疫抑制薬は決まった時間に決まった量をしっかり継続して飲み続けなければなりません。

その他、IgA腎症、膜性増殖性糸球体腎炎（MPGN）、FSGSが慢性期に再発して腎機能低下の原因となります。BKウイルス腎症による間質性腎炎も慢性期の腎機能低下の原因です。シクロスポリン、タクロリムスなど**カルシニューリン阻害薬の副作用**として輸入細動脈などの細動脈硬化症が発症します。これにより腎機能低下が発症する場合もあります。

表4-20　主な移植腎廃絶原因（2010〜2017年、455例）

急性期の廃絶原因	
急性拒絶反応	7.3%
Primary Nonfunctioning	4.0%
慢性期の廃絶原因	
慢性拒絶反応	19.6%
再発性腎疾患	2.6%
患者自身による免疫抑制薬中止	2.4%

（文献9より改変引用）

小児の場合

成人と同様に、**移植腎機能低下の原因として最も多いのが拒絶反応です。その他の原因として、患者さん自身による免疫抑制薬の中止（服薬ノンアドヒアランス）が重要です。**

小児の移植腎機能廃絶の原因で拒絶反応の次に多いのがノンアドヒアランスです。特に思春期・青年期で服薬管理が両親等から本人へ移行する時期はリスクが高くなり、適切な移行プログラムに基づいた支援・教育が必要です。また、神経因性膀胱がある場合は間欠的自己導尿が必要になることがあります。

腎移植後に腎機能が低下した場合、どのような腎代替療法が選択できますか？

A 腎移植後に腎機能が低下した場合、血液透析・腹膜透析・再移植のすべての腎代替療法の選択が可能です。再度、腎代替療法についての選択提示を行います。

解説

移植腎機能廃絶後、血液透析・腹膜透析・再腎移植の三つの腎代替療法から再度選択する必要があります。腹膜透析用カテーテル留置術・人工血管移植術・長期留置型カテーテル留置術等の人工物を用いたアクセスの作製は可能ですが、移植腎機能廃絶後、すぐに免疫抑制薬を中止しないため、感染予防の注意が必要です。

移植腎機能が低下してくると、再度の末期腎不全に至ることが予想されます。おおむねeGFRが20～30 mL/min/1.73m²程度まで低下してくると、再度の腎代替療法選択提示を行います。腎移植後の方は総じて若く、就労率も高いですので、できるだけ生活の質（QOL）を保つことのできる腹膜透析や血液透析にしても在宅透析や夜間透析などをしっかりと考慮する必要があります。緊急で透析を始めるのではなく、腎機能低下に従い、徐々に準備を始めます。再度の腎移植に関しては、腎移植後の場合は20 mL/min/1.73m²以下で1年以内の透析再導入が見込まれるとき、透析開始前に献腎登録が可能です。

血液透析を選択した場合、血管アクセスが必要になります。腎移植後に内シャントの閉鎖術を受けている方は、内シャントの再建術が必要になります。内シャントが全体的に閉塞している場合は逆の腕に新しく作製しますが、閉鎖したシャントの一部を使用してシャントを作製する場合もあります。腎移植後の血液透析は基本的には腎移植前の血液透析と変わりありませんが、腎移植を受けられた方は若い方が多いので、在宅透析や夜間透析などを選ばれる場合も多いです。

腹膜透析の場合、腹膜カテーテル留置術を行います。腹膜透析の実施年数は約8年以内と大まかに決められており、移植の前に腹膜透析を施行されていた方は合計の年数で計算を行います。移植前に腹膜透析を施行されていた方は、前回カテーテルを留置されていた側の反対側に新しくカテーテルを留置します。腹膜透析カテーテルの出口は可能であれば移植腎とは逆側に作製します。ステロイド剤を内服中の場合、腹膜透析液に含まれるブドウ糖による血糖上昇には注意が必要です。

小児の場合

年齢、体格、原疾患、腹膜透析歴、社会的状況等に応じて、再度の腎移植・血液透析・腹膜透析を選択します。

再度の腎移植では、ドナー候補の存在、抗ドナー抗体の有無、再発性疾患の場合に十分な対応策があるかなどが検討のポイントになります。血液透析では、内シャントをはじめとするバスキュラーアクセスの確保が可能か、学校生活への支障がないかなどの検討が必要です。

腹膜透析は、これまで腹膜透析歴が短く、すぐに再度の腎移植が困難な患児では適した選択と考えられます。すでに一定期間の腹膜透析歴がある場合は、過去の腹膜透析期間、腹膜機能検査結果などを参考にし、被嚢性腹膜硬化症のリスクが低いと判断されれば腹膜透析の再導入が可能です。

Q38　移植腎が機能廃絶したとき、透析療法を開始するタイミングなど注意すべき点はありますか？

A　移植腎機能が廃絶し、末期腎不全となった場合、透析療法を開始する腎機能レベルは一般の透析導入の腎機能レベルと大きくは変わりません。しかし、ステロイドと免疫抑制薬を服用し、末期腎不全となっているため、貧血や栄養状態の悪化がより重篤となる症例もあります。また、透析再開に拒否的になっている腎移植患者さんも多く、透析開始のタイミングを個々の病態に合わせて見失うことのないようにします。

解説

　腎移植患者さんが透析療法を開始するタイミングは、一般透析導入患者さんと大きく異なりません。ただし、個々の患者さんの病態において、早期に透析導入を開始する必要に迫られることもあります。また、合併症があるため透析導入のタイミングを迷う場合もあります。

　透析導入期に問題となる点は、**貧血と栄養状態の悪化**です。貧血は、**腎性貧血**に加えて、**代謝拮抗薬による骨髄抑制**が加わり、**ESAの効果がみられない場合**があります。ときに、**薬剤性の赤芽球ろうを呈する症例**もあります。このような場合は、代謝拮抗薬の減量・中止を早期に行いつつ、透析導入に踏み切ります。また、**栄養状態が悪化している症例**もみられます。慢性拒絶反応、再発性腎炎などのために**蛋白尿が陽性化している症例**では、**低アルブミン血**症、浮腫などが顕著に認められる場合があります。このような場合も早期に透析導入を開始する必要性に迫られます。

　その他、ステロイド薬と免疫抑制薬を長期的に服用して末期腎不全になっているため、免疫力低下による**易感染性状態**に気をつける必要があります。また、**二次性副甲状腺機能亢進症とステロイド骨粗鬆症**が加わり、骨密度・骨質が悪化している症例もあります。骨折にも注意して透析を開始する必要があります。

　合併症や免疫抑制薬の副作用の程度によっては、**透析導入のタイミングが個々の症例で異なる**ことがあります。**移植医と連携**しながら透析導入のタイミングを検討することが肝要です。

小児の場合

　基本的に自己腎におけるタイミングと同様で、通常はeGFRが10 mL/min/1.73m² 未満になったら透析療法開始を考慮します（第1章1項参照）。ただし、eGFRが10 mL/min/1.73m² 以上であっても、症例によっては腎不全に伴う水電解質異常や高血圧の管理が困難な場合があります。たとえば、再発性の巣状分節性糸球体硬化症では、高度のネフローゼ状態が続き、腎機能低下の進行が速く、かつ浮腫・高血圧のコントロールが難しくなる傾向があります。そのような症例では、早期の透析療法開始が必要になります。

Q39 移植腎が機能廃絶したとき、腎臓を摘出するのですか。免疫抑制薬は不要となるのですか？

A 移植片非寛容症候群が発症していないかぎり、腎臓は摘出しません。免疫抑制薬は徐々に減量・中止します。

解 説

　移植腎機能喪失後の透析再導入の時期や方法、免疫抑制療法の減量中止については明確なエビデンスは乏しいのが現状です。透析療法再導入後、**急激に免疫抑制薬を減量・中止すると、移植腎の腫大圧痛、発熱、炎症反応と血小板減少症を伴う激烈な急性拒絶反応（移植片非寛容症候群）を惹起する**ことがあるため、急に免疫抑制薬を中止せず、注意しながら減量して行く必要性があります。それでも拒絶反応を発症した際は、ステロイドパルスなどでいったん抑制するか、抑制できないときは移植腎血流遮断のために塞栓術を行う可能性もあります。移植片非寛容症候群が発症していないかぎり、腎臓は摘出しません。また、移植腎喪失後、再度腎移植（2次移植）を行うことがありますが、通常初回移植した腎臓（1次移植腎）は患者の全身状態を悪くするような

感染症の原因とならないかぎり機能廃絶しても摘出しません（第4章31項参照）。

　免疫抑制薬を減量する際に注意が必要なことは、1次移植腎のドナーに対する抗ドナー抗体が産生される可能をふまえて行うことです。2次腎移植を行う可能性がある際は、免疫抑制薬は低用量でも継続し、できるだけ免疫学的リスクを上げないように次の腎代替え療法につなげることが患者の最終的な予後もよくします。ただし、移植腎機能が廃絶した後も漠然と免疫抑制薬を継続することはさまざまな副作用や日和見感染、悪性腫瘍罹患の危険性もあるため、患者個別に状態をみながら対応して行く必要性があります。**最近の米国の報告では80～100%の施設が12ヵ月以内に完全な免疫抑制薬の中止を目指すとされています。**

腎代替療法選択外来の際に参考となる文献

1） 維持血液透析ガイドライン：血液透析導入. 透析会誌 2013; 46 (12): 1107-1155.

2） 日本腎臓学会ほか. 腎不全　治療選択とその実際　2019 年版.

3） 透析の開始と継続に関する意思決定プロセスについての提言. 透析会誌 2020; 53 (4): 173-217.

4） 慢性腎臓病に対する食事療法基準 2014 年版. 日腎会誌 2014; 56 (5): 553-599.

5） 腎疾患患者の妊娠診療ガイドライン 2017 日本腎臓学会学術委員会編. 診断と治療社: 2017.

6） 日本透析医学会　学術委員会　腹膜透析ガイドライン改訂ワーキンググループ編. 腹膜透析ガイドライン 2019. 医学図書出版: 2019.

7） 腎臓リハビリテーションガイドライン. 日本腎臓リハビリテーション学会編. 2018.

8） ISPD腹膜炎勧告：予防と治療に関する 2016 年度版. http://www.pdiconnect.com/content/suppl/2017/05/31/pdi.2016.00078.DC1/Japanese_Version.pdf#search=%27%E8%85%B9%E8%86%9C%E7%82%8E+%E6%AD%AF%E7%A7%91%E6%B2%BB%E7%99%82%27

9） 腎移植臨床登録集計報告　日本臨床腎移植学会・日本移植学会　移植.

10） 日本移植学会ファクトブック. http://www.asas.or.jp/jst/pro/factbook/

11） 剣持敬ほか. 臓器移植後妊娠・出産ガイドライン. 移植 2014; 49: 393-401.

12） 厚生労働省. 医薬品・医療機器等安全性情報 No.355. 免疫抑制剤の妊婦等に関する禁忌の見直しについて（2018 年 8 月）. https://www.mhlw.go.jp/content/11120000/000342778.pdf

13） 日本腎臓学会・日本小児腎臓病学会. 思春期・青年期の患者のためのCKD診療ガイド. 日腎会誌 2016;58:1095-1233.

14） 細谷龍男 編者. 腹膜透析療法マニュアル. 東京医学社: 2011.

15） 下条文武 監修. よくわかる腹膜透析の実際. 西村書店: 2008.

16） 石崎允 編著. 逆引きPD事典. 東京医学社: 2006.

17） 日本透析医学会. 慢性腎臓病に伴う骨・ミネラル代謝異常の診療ガイドライン. 透析会誌 2012; 45: 301-356.

18） KDIGO Clinical Practice Guideline on the Evaluation and Management of Candidates for Kidney Transplantation. Transplantation 2020; 104 (4S): S1-S103.

19） KDIGO Clinical Practice Guideline on the Evaluation and Care of Living Kidney Donors. Transplantation 2017; 101 (8S Suppl 1): S1-S109.

索 引

腎代替療法選択ガイド 2020

2020 年 9 月 10 日　第 1 刷発行
2023 年 9 月 7 日　第 2 刷発行

編　集　一般社団法人日本腎臓学会
　　　　一般社団法人日本透析医学会
　　　　特定非営利活動法人日本腹膜透析医学会
　　　　一般社団法人日本臨床腎移植学会
　　　　一般社団法人日本小児腎臓病学会

発行所　ライフサイエンス出版株式会社
　　　　〒 105-0014　東京都港区芝 3-5-2
　　　　TEL 03-6275-1522　FAX 03-6275-1527
　　　　http://www.lifescience.co.jp/

印　刷　三報社印刷株式会社